U0335922

中医古籍白话普及系列

《醉花窗医案》白话讲记

编著 孙洪彪 杨伦

中国科学技术出版社

·北京·

图书在版编目（CIP）数据

《醉花窗医案》白话讲记 / 孙洪彪，杨伦编著. —北京：中国科学技术出版社，2019.1（2024.6 重印）

ISBN 978-7-5046-8146-1

Ⅰ．①醉…　Ⅱ．①孙…　②杨…　Ⅲ．①医案－汇编－中国－清代 ②《醉花窗医案》－研究　Ⅳ．① R249.49

中国版本图书馆 CIP 数据核字（2018）第 219719 号

策划编辑	焦健姿　王久红
责任编辑	黄维佳　翟　昕
装帧设计	华图文轩
责任校对	龚利霞
责任印制	徐　飞

出　　版	中国科学技术出版社
发　　行	中国科学技术出版社有限公司销售中心
地　　址	北京市海淀区中关村南大街 16 号
邮　　编	100081
发行电话	010-62173865
传　　真	010-62173081
网　　址	http://www.cspbooks.com.cn

开　　本	850mm×1168mm　1/32
字　　数	176 千字
印　　张	7
版　　次	2019 年 1 月第 1 版
印　　次	2024 年 6 月第 2 次印刷
印　　刷	河北环京美印刷有限公司
书　　号	ISBN 978-7-5046-8146-1/R · 2321
定　　价	45.00 元

（凡购买本社图书，如有缺页、倒页、脱页者，本社销售中心负责调换）

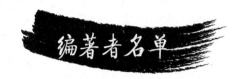

编　著　孙洪彪　杨　伦
整　理　孙　尚　苗永利　包兴中

内容提要

　　《醉花窗医案》是清末医家王堉的一部行医笔记。王堉，字蓉塘，号润园，山西省介休县人。自幼为举子业。道光辛丑、壬寅间（公元1841—1842年）因母病开始学医，自后即不断给人看病。1848年中秀才，1850年"选拔赴廷试"。拔贡后，曾做过"内阁中书"的小京官。1856年到陕西候选，大概没有得到实缺，一年后就因母丧归里。同治元年（1862年）曾到定襄小住，其他事迹无考。原著者将自己多年救死扶伤的案例择其要者记述下来，叙事首尾完备，文笔简达晓畅，辨证论治规范，处方用药简练，兼具医学与文学的双重价值。

　　为便于读者更好地阅读原著，本书采用白话译文的形式对原文做了细致讲解，另外还对原文中的生僻字、中医术语、古代文化名词进行了重点注释，以便读者研习原著时有所依据。

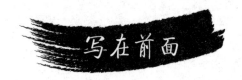

写在前面

　　《醉花窗医案》是清代山西省介休人王堉所著，《介休县志》中虽有其名，但无详传，只注明为"内阁中书"。王堉著述有二：一为《醉花窗遗稿》，注明"已刊"；一为《脉案》，未刊。故《脉案》疑即本书。《醉花窗医案》可能是所谓"文波"其人者，根据原著者有《醉花窗遗稿》之作而命名的。原书是一个手抄本，由北京农业大学张仲葛教授从收购废品者手中获得，并经北京中医学院谢海洲同志标目。1961 年由中国医学科学院陕西分院刘寿山同志携归陕西，交三原县医院房温如、李源二同志整理。1976 年，刘寿山同志将该整理稿转交山西省中医研究所，希望印行。经研究后，各位专家均认为本书评脉辨证、处方用药都能抓住中医辨证论治的特点，且文笔流畅，不蔓不枝，叙事生动，论断中肯，颇有可取之处。但因文人旧习，难免有警毁诸医、故神其技之处。不过在驳辩之际，往往见出辨证要点，善学者亦可从中获致教益，故决定印行，以供同志们学习参考。因房、李二同志对原文有所改动，而原抄本已交北京图书馆珍藏，故函请张仲葛教授介绍，请该馆将原书摄成胶片，寄给山西省中医研究所中医基础理论研究室，能望通过校对，尽量复其原貌。原书共记医案百余则，杂论五六篇。除其中三篇杂记与医学关系不大，抽去未印外，仅有一二处论述课卜之文及特殊之处加以删削，其他一些观点和遣词用句不妥的地方，反映了时代及原著者阶级的局限性，亦未加删改，悉仍其旧，望读者阅读时能加以批判地认识。至于个别字迹不清之处，则标以"×"号，未加妄补。原书每案均无标题，经研究室继承小组商榷，为便于读者检索，特参考谢氏做法，将原著者的辨证结论作为标题，置于篇首，提取作为目录，附于书前。

原书的书名题于原本封面，原分二卷，且旁有"文波珍藏"字样，并为同一人手笔，而与原文字迹不类。故书名可能不是原作者所题。另据耿鉴庭同志考查，文波即王埔之子，在原封底尚有一段说明。但研究室所得胶片上无此段文字，故未敢断定。

柳城孙洪彪先生，浸淫医道垂三十年，救扶之余，与同道协作，创办中医论坛，编纂论著，校读整理前人典籍，用力勤勉而成绩卓然。为便于中医爱好者和不擅文言的同道中人学习借鉴前人成果，他利用业余时间主持译注《醉花窗医案》。此书原文以山西科学技术出版社 1985 年排印本为依据，译注工作除了给全文做白话翻译外，还着重为文中提到的生僻字、中医术语、古代文化中词等加注，标出来源和具体内容，给读者阅读利用此书提供了极大的便利。中国科学技术出版社大力支持本书的整理出版，嘉惠杏林，功业可感。书成之日，谨识数语为记。

杨　伦

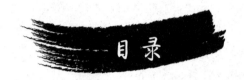

目 录

《醉花窗医案》
白话讲记

目录

《醉花窗医案》白话讲记

目录

《醉花窗医案》白话讲记

目录

捌

第1课

书　论

　　医书始《内经》，赅括群言，为医家之祖。后仲景之《伤寒论》、河间之《瘟疫》^①《东垣十书》《丹溪心法》，四大家如日月行天^②，江河在地，前辈论之详矣。然其卷帙浩繁，学者不免望洋而叹。近则钦定《医宗金鉴》一书，兼集诸家之长而条贯之，又分门别类，编为歌诀，使学者便于记诵，诚此道之津梁也。学者诚能熟读精思，本之仲景以正其源，参之河间以穷其变，内伤则法乎东垣，滋补则遵之丹溪，其于斯道，思过半矣。再能博极群书，自有左右逢源之妙。于是得兔忘筌，得意忘言^③，未有不精妙入神者。每见吾乡业斯道者，叩其书，小则《寿世保元》《医宗必读》，大则《景岳全书》、张氏《类经》，是书岂为不善，无奈学者执一以求，胸中头绪不清，手下必歧误杂出，虽背诵《内经》无益也。噫！难言矣。

① 河间之《瘟疫》：刘河间著有《素问玄机原病式》《素问病机气宜保命集》《素问要旨论》《伤寒直格》《伤寒标本心法类萃》《三消论》《宣明论方》等书。并无《瘟疫》。《瘟疫论》为明代吴又可著。此处王堉之误。

② 四大家如日月行天：现在主流看法是把金元时期的刘完素、李东垣、张子和、朱丹溪合称为"金元四大家"。本文把张仲景、刘河间、李东垣、朱丹溪并称"四大家"为作者个人见解。

③ 得兔忘筌，得意忘言：《庄子·外物》："筌者所以在鱼，得鱼而忘筌；蹄者所以在兔，得兔而忘蹄；言者所以在意，得意而忘言"。此处意为：读书学习是为了掌握医道，指导实践，而不能忽视实际而局限在理论中。

医书中方药之多，无过许景亮之《东医宝鉴》[①]，有一病而录数十方者，学者苟无根底，按而用之，反多遗误。惟其每论一症，必集诸家之说列于前，实为简便。甚至矛盾抵牾者，非胸有成竹，乌有别其是非哉！

孙真人《海上方》，药味不多，施之辄有神效。至《千金衍义》则说多神奇，用圆、用散，多至数十味，且有用玉屑、珊瑚、空青、石胆者，穷乡僻壤，何能有是，学者求其说焉可也。

论流源以书为引　谈心得一家之言

《黄帝内经》是我国现存最早的一部医学著作，奠定了中医理论基础，构建了中医体系框架，是中医四大经典之一，所以被称为医家之祖。其后张仲景著《伤寒杂病论》，以六经分类，将理、法、方、药融为一体，成为中医临床者必读之书。金代刘完素提出"六气皆从火化"，主用寒凉，对后世"温病学派"形成了深远的影响。而《瘟疫论》实为明代吴又可著，开创了对"传染性疾病"认识的先河。李东垣创立"脾胃学说"，其著作《脾胃论》《内外伤辨惑论》《兰室秘藏》并其他医家的七部著作合为《东垣十书》。朱丹溪著《丹溪心法》，倡导"阳常有余，阴常不足"说，被后世称为"滋阴派"。在金元时期，除上述的刘河间、李东垣、朱丹溪外，再加上被称为"攻下派"的张子和，合称"金元四大家"。这些大医立论如日月行天，江河在地那样明确而不可改易，进一步完善了中医体系，成为后世效法的典范。不过中医古籍浩繁，让学习的人不免望洋兴叹。清朝钦定的《医宗金鉴》一书，集合各家优点进行编撰，对各科分门别类，并编为歌诀，让学习的人便于记诵，确实是步入医道的阶梯。学习的人如能熟读精思，以仲景之学为根本，把握住中医的正确

①许景亮之《东医宝鉴》:《东医宝鉴》作者许浚（1546—1615年）。字清源，号龟岩，生于朝鲜京畿道阳川。

源头，参考刘完素善加变通的方法，内伤治疗取法李东垣的学术，滋补方面遵从朱丹溪的理论，在医道方面，大部分都可掌握了。再能广泛地研读各类医书，自然会有左右逢源的妙处。这样就可以得其精髓而忽略其末节，临床应用没有不精妙入神的。每次遇到我家乡行医的人，询问他们读什么书，小则《寿世保元》《医宗必读》，大则《景岳全书》、张氏《类经》，这些书不是不好，只是学习的人被一种观点局限，对医道正统理解不透彻，实践中必然会出现各种错误，就算能背诵《内经》也没用了。

中医古籍中记载的方药是非常多的，朝鲜人许浚著的《东医宝鉴》是其中之一，书中有治一种病录有几十个方子的，学习的人如果没有基础，因可取之方太多，遵照书中记载去用方，如果选取错误，反而容易出现差错。不过书中每论一种证候，都把各家见解罗列在前面，对学习的人来说，这种方法可以非常简便地了解历代对某证的认识。书中甚至有相互矛盾抵牾的地方，不是对医学有相当了解，真的没办法去辨别对错。

孙真人《海上方》以七言歌诀形式写成，药味不多，临床应用效果都很好。至于张璐所著的《千金衍义》，内容上很多神奇的说法，用丸、用散，方子药味多的几十味，并且有用玉屑、珊瑚、空青、石胆这些药的，穷乡僻壤中哪里有这些，学习的人想验证他的说法是否正确也不可能。

《醉花窗医案》白话讲记

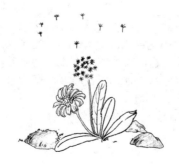

第 2 课

阴热目痛

郭鹤轩，名昌年，医士也，货药于乡。甲辰夏，忽患目痛，因自知医，用黄连、山栀、菊花、薄荷之类清之，转益增剧。不得已，延余视之。观其不红不肿，又无翳障，惟黑珠起红一点[①]。诊其脉，沉数细弱，知为阴虚血热，郁于肝脏，无怪寒凉之不应也。因以杞菊地黄汤[②]易生地而投之。一服而疼减，三服而红点除，疼全止矣。

遂设席请教，乃告之曰：凡眼疾有内外之分，前人虽谓眼无火不病，然火有虚实，病有内外。如暑天酷热，天行暴肿，羞涩难开，此外症也，但用黄连、蝉蜕等洗之即可。如湿热内淫，脾胃郁火，因而攻目，必兼头晕、口渴、上下眶暴肿，此内实热也，可下之。若夫不红不肿，又无翳障，断为阴热无疑。君用寒凉，截其发生之源，能无增剧乎？《经》云："阴虚生内热"。

[①] 黑珠起红一点：《灵枢·大惑论》说："五脏六腑之精气，皆上注于目而为之精。精之窠为眼，骨之精为瞳子，筋之精为黑眼，血之精为络，其窠气之精为白眼，肌肉之精为约束，裹撷筋骨血气之精而与脉并为系，上属于脑，后出于项中"，以此为依据后世中医发展为眼部的五轮学说，黑睛为风论属肝，与本案中脉见沉数细弱，共同成为诊断的关键所在。

[②] 杞菊地黄汤（《麻疹全书》，原名杞菊六味丸）：枸杞、菊花、熟地、山茱萸、牡丹皮、山药、茯苓、泽泻。功用：滋阴养肝明目。主治：肝肾阴虚证。两目昏花，视物模糊，或眼睛干涩，迎风流泪等。

又云："乙癸同源"。又云："壮水之主，以制阳光"。^①合此数者观之，其用丹溪之法必矣。若夫阴虚而寒必生翳障，转成大症，又不可同日而语矣。鹤翁乃谢不敏。

阴虚内热眼目痛　杞菊地黄汤可痊

郭昌年，字鹤轩，在乡间行医。甲辰年（1844年清宣宗道光二十四年）夏天，突发眼痛，自行用黄连、山栀、菊花、薄荷之类药清火，反而加重。不得已请我去看。见其眼部不红不肿，也没有翳障，只是黑眼珠起一点红。诊脉见沉数细弱之象，知是阴虚血热，郁于肝经之证，难怪用寒凉的药无效。根据这些认识，用杞菊地黄汤，方中熟地换成生地。一服疼痛减轻，三服红点消除，疼痛完全停止。

于是，他宴请我并请教此病原委，我告诉他说：大体来讲，眼病病因有内外之分。前人虽然说眼病都与火有关，但火也分虚实，病因也分内外。如夏季天热，流行突然眼部红肿，畏光难睁的火眼症，是外因引起，只要用黄连、蝉蜕等药外洗就可以。如体内湿热内盛，脾胃郁火上攻于目，一定兼有头晕、口渴、上下眼睑突然肿起的，这是内因引起的实热证，可以用下法。如果眼部不红不肿，也没翳障，诊断为虚热肯定没错。先生用寒凉药，更加遏制了发生之源，怎能不加重呢！据《内经》理论来讲，"阴虚生内热""乙癸同源""壮水之主，以制阳光"。综合这些观点来看，此证用朱丹溪滋阴降火的方法肯定正确。如果本来阴虚再过用寒凉一定会生成翳障，那就更难治疗了。鹤轩听后连忙表示自己才疏学浅，十分受教。

---

①《经》云："阴虚生内热"。又云："乙癸同源"。又云："壮水之主，以制阳光"："阴虚生内热"出自《素问·调经论》；李中梓《医宗必读》有"乙癸同源论"，经中未见此句；"壮水之主，以制阳光"是王冰对于"诸寒之而热者取之阴"的注语。

《醉花窗医案》白话讲记

第3课

痰结肺胃　咳喘晕绝

　　刑部主政①杨星臣，宁乡人，与余为前后同年②。喘咳廿余年，每咳甚，或至晕绝不醒。医药不啻百数，而终罔获效。在星槎侍御③处谈及其病，喟然长叹，忧形于色。余问："君服何药？"星翁云："医家皆谓余好内阴亏，所服药皆滋补剂。年近五旬，不敢强辩，然心窃非之。"余问："君发嗽时，面赤气急否？"曰："实有之，不自知也"。

　　次早星翁即来求予诊视，因诊其右寸关脉坚凝而滑，几乎搏指，余则平平④。乃曰：滑者痰象也，坚凝者，痰结也，见于右部寸关之间，盖顽痰结于肺胃之管。肺为清道，胃为浊道，两道为

---

①刑部主政：即刑部主事，清代掌管司法的中下级官员。

②同年：科举考试同榜考中的人。

③星槎侍御：星槎，此处为人名。侍御，侍御史的简称，掌管监察百官。清代无此官职，这里用作都察院监察御史的代称。

④右寸关脉坚凝而滑，几乎搏指，余则平平：《素问·三部九候论》："何以知病之所在？岐伯曰："察九候独小者病，独大者病，独疾者病，独迟者病，独热者病，独寒者病，独陷下者病""，后张景岳更进一步阐述了经文中的"独"字，在中医脉诊学中所代表的重要诊断意义，也就是我们现在常说的：独处藏奸。脉诊学中右寸部主肺，右关部主脾。所以此案中右寸、关脉独异，被诊断为肺、脾之病。

痰所壅，故甚则晕绝也。此病非汤剂可疗，非礞石滚痰丸^①下之不可。星翁曰：岐黄家畏礞石如砒毒，何可入口？余曰：然则先贤留此方，为毒人耶？君试服之，如误，当甘庸医杀人之罪。星翁见余言确有定见，乃市三钱服之，卧后觉胸膈烦扰，欲吐不吐，不移时，中脘漉漉，解下黑秽数碗，倦而归寝，爽适异常，至晓而若失矣。急驱车揖余，谢曰："奇哉！奇哉！君有胆有识，三钱药去数十年之病，孙思邈之神奇，不是过也。诸医谓余阴亏，抱此不白之冤久矣，得君并雪是耻，感铭何既？"至今函札往来，犹时时道谢也。

临证凭脉纠误治　奇效依靠滚痰丸

刑部主政杨星臣，宁乡人，跟我前后考取的功名。得咳喘病有二十多年，有时咳嗽得厉害，甚至昏厥不省人事。医生找了几乎上百，服药更是无数，都不能取得疗效。有一次在星槎侍御史家里相遇，谈到他的这个病，更是喟然长叹，面露忧愁之色。问他都用了什么药？星臣先生说："找的这些医生都说我房事过度导致阴亏，用的都是滋补的药。快五十岁的年纪，或许多少都有些阴亏吧，所以也不能跟这些医生辩解，但私下却觉得这个诊断不对"。问他："先生咳嗽的时候，是否面红气喘？"答："有时会是这样吧，自己不太确定"。

第二天早晨，星臣先生前来求治。诊得右侧寸、关部的脉

---

① 礞石滚痰丸（原名"滚痰丸"，出自元代王珪《泰定养生主论》，录自《玉机微义》卷四）：大黄（酒蒸）、黄芩（酒洗净）各八两（各240克），青礞石一两（捶碎同焰硝一两，投入小砂罐内盖之，铁线缚定，盐泥固济，晒干，火煅红，候冷取出）（30克），沉香半两（15克）。上为细末，水丸如梧桐子大。每服四五十丸，虚盛实加减服，清茶、温水送下，临卧食后服。功效：泻火逐痰、顺气通便。主治：实热老痰。癫狂惊悸，或怔忡昏迷，或咳喘痰稠，或胸脘痞闷，或眩晕耳鸣，或绕项结核，或扣眼蠕动，或不寐，或梦寐奇怪之状，或骨节卒痛难以名状，或噎塞烦闷，大便秘结，舌苔黄厚，脉滑有力。

坚凝而滑，几乎搏指，其他部脉则平平无异。滑脉主痰象，坚凝是痰结，见于右侧寸关之间，说明顽痰淤结在肺、胃通路之中。肺主清宣，胃主浊降，肺、胃之路被痰壅阻，严重时清不得升，浊不能降则出现晕厥的症状。这种病症不适合用汤药，一定要用礞石滚痰丸攻下痰结才可以。星臣先生说：现在学医的都像怕砒霜一样不敢用礞石，我能用吗？答：如果不能用，前贤留下的这个方子，难道是为了毒害人的？先生试着用用，如果出现问题，我来承担庸医杀人的责任。先生见我说得这么肯定，就买了三钱礞石滚痰丸服下，临睡觉的时候开始觉得胸膈部位烦闷扰乱，要吐不吐，又过一会儿，胃脘部漉漉作响，之后泻下几碗黑色秽浊的东西，身体倦怠思睡，但感觉很舒服，睡到第二天早晨，病症全部消失。先生急忙乘车来见我，感激地说：太神奇了！您真是有胆有识，三钱的药就把我几十年的病治好了，就算孙思邈那样的神医，也不过如此吧。原来的医生都说我阴亏，让我长期蒙受不白之冤，今天多亏你替我洗清，真不知该如何报答。至今在我们的往来书信中，还常常向我致谢。

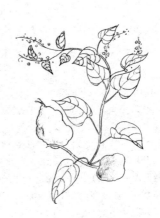

第4课

阴虚内热　身面皆赤

星槎侍御之女，年十三，能读《葩经》《四子书》《唐诗》《古文》[①]，略皆上口。写画亦颇有法度。星槎爱如拱璧。乙卯夏，偶患发热，身面皆赤。延医视之，或曰瘟疫也，用藿香正气散[②]；或曰过食生冷，阳郁于脾也，用散火汤[③]；或曰中暑，用

[①]《葩经》《四子书》《唐诗》《古文》：《葩经》是《诗经》别名；《四子书》即《论语》《孟子》《中庸》《大学》合称四书；《唐诗》，清有《全唐诗》《唐诗别裁》《唐诗三百首》等著作；《古文》即《古文观止》。

[②] 藿香正气散：出自《太平惠民和剂局方》卷二　大腹皮、白芷、紫苏、茯苓（去皮）各一两（各30g），半夏曲、白术、陈皮（去白）、厚朴（去粗皮，姜汁炙）、苦桔梗各二两（各60g），藿香（去土）三两（90g），甘草（炙）二两半（75g）。上为细末。每服二钱（6g），水一盏，姜三片，枣一枚，同煎至七分，热服。如欲出汗，衣被盖，再煎并服。功效：解表化湿，理气和中。主治：外感风寒，内伤湿滞证。霍乱吐泻，恶寒发热，头痛，脘腹疼痛，舌苔白腻，以及山岚疟瘴等。

[③] 散火汤：或为升阳散火汤，出自《内外伤辨》　升麻、葛根、独活、羌活、白芍药、人参各五钱（各15g），甘草（炙）、柴胡各三钱（各9g），防风二钱五分（7.5g），甘草（生）二钱（6g）。㕮咀如麻豆大，每服秤五钱，水二盏，煎至一盏，去渣，大温服，无时，忌寒凉之物。主治：治男子妇人四肢发困热，肌热，筋骨间热，表热如火燎于肌肤，扪之烙手。夫四肢属脾，脾者土也，热伏地中，此病多因血虚而得之也。又有胃虚过食冷物，郁遏阳气于脾土之中，并宜服之。

《醉花窗医案》白话讲记

香薷饮[①]；或曰实火，用承气汤、天水散，而皆不效。急遣纪纲迎余。问曰：头痛乎？曰否，然则非瘟疫也。问腹痛吐泻乎？曰否，然则非中暑也。问扪之炙手乎？曰否。然则非脾郁也；问烦渴出汗乎？曰否，然则非实火也。余曰：既无此数者，必午后转甚也。曰然。且眼黑耳鸣也。曰然。且口干咽痛也。曰然。星槎惊曰：尚未诊脉，何了如指掌如是？余曰：此为阴虚内热，既非彼，则在此。症如是，脉必沉数，不必诊也。投以大剂归芍地黄汤[②]，加生地、蝉蜕。二服而愈。星槎谢曰：他人诊脉，移时不放，立方之际，不胜迟疑；君寥寥数语，所见如是其捷，奏效如是其速，非绝顶聪明曷有此哉！余谢过奖。

问而知之谓之工　归芍地黄立奇功

星槎侍御的女儿，十三岁，对《诗经》《四书》《唐诗》《古文》这些都读得很好，书画方面也颇有法度，所以星槎非常宠爱。乙卯年（1855 年）夏季，偶然得病，出现发热，身、面红赤的症状。找医生来看，有的说是瘟疫，用藿香正气散；有的说是过度食用了生冷之物，阳气被郁滞在脾经，用散火汤；有的说是中暑，用香薷饮；有的说是实火，用承气汤、天水散……但都无疗效。于是星槎派仆人来请我视诊。问："头痛吗？"答："不痛。"我说："这就不是瘟疫。""有腹痛，吐、泻症状吗？"答：

---

① 香薷饮：《太平惠民和剂局方》卷二名香薷散，《仁斋直指方论（附补遗）》卷三名香薷饮。香薷（去土）一斤（500g），白扁豆（微炒）、厚朴（去粗皮，姜汁炙熟）各半斤（各250g）。上为粗末，每服三钱（9g），水一盏，入酒一分，煎七分，去滓，水中沉冷，连吃二服，不拘时候。功用：祛暑解表，化湿和中。主治：阴暑。恶寒发热，头痛，身痛无汗，胸脘痞闷，或四肢倦怠，腹痛吐泻，舌苔白腻，脉浮。
② 归芍地黄汤：《症因脉治》卷二。当归，白芍，生地黄，牡丹皮，茯苓，山药，山茱萸，泽泻。功能主治：滋阴养血。治肝肾阴亏，头昏头痛，耳鸣目眩，腰脚酸软，午后潮热，骨蒸盗汗，吐血，手足心热，咽干口燥，舌红苔少，脉细数。

"没有。"问："那就不是中暑。"问："用手摸身上烫手吗？"答："不烫手。"我说："也不是脾郁。"问："有烦渴，出汗的症状吗？"答："没有。"我说："更不是实火。既然没有上面的这些表现，一定是午后的时候病情加重。"答："对！"我说："并且伴有眼前发黑，耳鸣？"答："是！"我说："还伴有口干，咽喉疼痛症状？"答："是。"星槎很惊奇地说："还没有诊脉，就对病症了如指掌到这种程度？"我说："这是阴虚内热证，既然排除了上面提到的那些疾病，剩下的就只有这一种可能了。症状表现如此，脉一定也是沉数的，不用诊脉也可以知道了。"用大剂归芍地黄汤，加生地、蝉蜕，两服病愈。星槎感谢我说："别的医生诊脉要很长时间，开方子的时候还是犹豫不定。先生问了几句话就可以迅速地给出诊断，治疗效果也这么快，不是聪明绝顶的人是达不到这种境界的。"我谢他太过奖了。

第5课

红痧危症　昏不知人

甲寅春，同乡寻管香太史，在文昌馆作团拜，申未之交忽患身疼，众以为坐久而倦也，嘱之少息。晚餐初上，竟命驾归矣。次早张太常炳堂，专车迎余，问何为？曰：管香病笃，危在顷刻。其纪纲乃多年旧人，涕泣长跪，求余救主人之命，余曰：昨在会中尚同席，何至如是？因系心腹交，不暇栉沐，而往视之。四肢

椎床，昏不知人，提腕诊脉，无一丝可见；按太溪①，则沸如涌泉，
心头突突乱动。余曰：此红痧②也，症虽危，却无碍。乃刺其委中、
尺泽③，出黑血半盏，神气稍定。急进柴葛解肌汤④灌之，因嘱众
人勿动，后半日当有红紫点发于肢体，晚再进一剂，明早当再来
也。越日往视，炳堂太常迎门云：君言果验，此时紫斑夹痧而发，
遍身如涂，而心地清明，约无害也，已进粥矣。余惊曰，谁使食
粥！痧最恶粥，恐增剧也。炳堂又惶恐自怨。逮余入，又手足乱动，
烦闷颠倒矣。急取麦芽汤灌之，始少安。晚以犀角地黄汤⑤解其热，
又以小陷胸汤⑥解其烦，越五日而病安。惟余热未清，身如束缚。
余曰：血热伤阴，固应尔尔。命服滋补之剂，半月而后，安然如
常矣。

---

① 太溪：太溪穴，位于足内侧，内踝后方与脚跟骨筋腱之间的凹陷处。此处指
太溪脉，在古周身诊法中，此处主候肾经之气。

② 红痧：症见皮肤红点隐隐的一种出疹性疾病。

③ 委中、尺泽：委中位于腘横纹中点，当股二头肌腱与半腱肌肌腱的中间。尺
泽穴位于肘横纹中，肱二头肌腱桡侧凹陷处。刺血以泻热。

④ 柴葛解肌汤：出自《伤寒六书》卷三。柴胡（6g），干葛（9g），甘草（3g），
黄芩（6g），羌活（3g），白芷（3g），芍药（6g），桔梗（3g），水二盅，姜三片，
枣二枚，槌法加石膏一钱（5g），煎之热服。功用：解肌清热。主治：外感风寒，
郁而化热证。恶寒渐轻，身热益盛，无汗头痛，目疼鼻干，心烦不眠，咽干耳聋，
眼眶痛，舌苔薄黄，脉浮微洪者。

⑤ 犀角地黄汤：出自《小品方》，录自《外台秘要》卷二。芍药三分（12g），地
黄半斤（24g），丹皮一两（9g），犀角屑一两（3g）。上切。以水一斗，煮取四升，
去滓，温服一升，一日二、三次。功用：清热解读，凉血散瘀。主治：a. 热入
血分证 身热谵语，斑色紫黑，舌绛起刺，脉细数，或喜妄如狂，漱水不欲咽，
大便色黑易解等。b. 热伤血络证 吐血，衄血，便血，尿血等，舌红绛，脉数。

⑥ 小陷胸汤（《伤寒论》）：瓜蒌大者一枚（20g），半夏（洗）半升（12g），黄
连一两（6g）。上三味，以水六升，先煮瓜蒌，取三升，去滓，内诸药，煮取二升，
去滓，分温二服。功用：清热化痰，宽胸散结。主治：痰热互结证。胸脘痞闷，
按之则痛，或咯痰黄稠，舌苔黄腻，脉滑数。

痧证内闭生死间　针药并施命始安

甲寅年（1852年）春季，同乡寻管香太史，在文昌馆作团拜活动。下午的时候突然觉得周身疼痛，众人以为久坐疲倦的原因，嘱咐他稍作休息。等到晚餐刚上来时，竟不能坚持，让人载他回家了。第二天早晨太常张炳堂，专车来接我。问他怎么回事？说：管香病重危在顷刻。跟随管香多年的一位仆役，更是哭泣下跪，求我救他主人之命。我说：昨天聚会还同席而坐，怎么一下子就到了这种程度？因与管香是心腹之交，也顾不上整理衣衫，急忙前往。管香仰卧在床，昏不知人。提起手腕诊脉，见不到一丝脉象。按太溪脉则沸如涌泉。扪其心头突突乱动。我说：这是红痧证，虽然危重，却无大碍。先针刺委中、尺泽，出黑血半茶盏，管香神气稍定，紧接着再把柴葛解肌汤灌进去。并嘱咐众人不要扰动患者，等到下午四肢当有红紫点发出来，晚上再喝一剂汤药，明天早晨我再来。隔日前往诊视，炳堂太常迎到门口说：先生所说的果然灵验，现在遍身都发出许多紫斑夹杂着痧疹，但心里非常清爽，大概没有大问题了，并且刚又喝了些粥。我吃惊地问：谁让吃粥！痧证最怕吃粥，病情恐要增剧。炳堂惊惶不安且非常自责。待到我进去，管香又出现手足乱动，烦闷转侧的症状。赶紧用麦芽汤给他灌下去，才稍微安静些。晚上用犀角地黄汤解其热，又用小陷胸汤解其烦。经过五天治疗，病情才安定下来，只是余热尚未除净，身上像被束缚着一样发紧。我说：血热伤阴，必然会出现这种表现。让他服用滋补的药，半个月后痊愈。

《醉花窗医案》白话讲记

第6课

霍乱吐泻

　　管香病愈未一月，其兄伟卿大令[1]，在都候选[2]。忽有友人招饮，醉饱之余，又苦炎热，自恃气壮，吃西瓜一颗。卧后觉腹中绞痛，吐泻并作。夜已四更，遣人招余。余询其由，知为霍乱[3]，命服藿香正气丸，不必往视也。其家人逼之不已，疑予深夜懒行，因随之去。见伟卿呻吟不已，腹膨膨如鼓。余笑曰：西瓜作怪也。问小便利否？曰否。乃命其家人循腹极力推下之[4]，不十度，腹中漉漉有声，溺下数碗，而痛少止矣。因仍使服藿香正气丸。次午衣冠来谢曰："西瓜如此可恶，余当与绝交也"。为之一笑。

贪凉食冷吐泻作　藿香正气服之瘥

　　寻管香病愈不到一个月，他做县令的哥哥伟卿，在都城候选。有朋友找他去喝酒，酒足饭饱之后，苦于天气炎热，又自觉身体强健，就吃了一个西瓜。晚上刚睡下，出现腹中绞痛，又吐

---

① 大令：即县令。

② 候选：听候选用。

③ 霍乱：中医病名，以发病急骤、卒然发作、上吐下泻、突然腹痛（亦可不痛）为特征的急性病症，因其病势凶险，起于顷刻之间，挥霍撩乱，故名霍乱。与现代霍乱有别。

④ 循腹极力推下之：饮食积滞，胃肠失于传导，虽吐泻并作，腹部依旧嘭嘭胀满，用外力以助运动，补方药所不及。

又泻的症状。到夜间四更天的时候，派人来找我去诊治。我问清这些情况，知道是霍乱，让他服用藿香正气丸就可以，不必去看。他的家人以为我是因为夜深不愿意去，所以不断央求，不得以前往。到时见伟卿呻吟不已，腹部膨胀得像扣着一面鼓。我玩笑说：是西瓜在作怪！问：小便是否通利？答：不通利。让他的家人按摩他的腹部，用力向下推导，十几次后，腹中漉漉有声，排尿数碗，疼痛也有所减轻。再让他把藿香正气丸用上。第二天中午，伟卿衣着隆重地来向我道谢，并说："西瓜如此可恶，我以后跟他断交了！"我听后一笑。

第7课

脾虚失运　大便不通

薛鹤亭侍御名鸣皋，陵川人，古道照人。在吏部时掌选事，胥吏不敢欺以隐。后作御使，数条奏忤上旨，而公正无阿，识者服焉。甲寅夏，其夫人患大便不通，医士或以为实热，投承气汤不效；或以为肠燥，投火麻仁亦不效；或以为食滞，投平胃散，通而旋塞。延余治之。诊其六脉微弱，右关尤甚，右尺脉细如丝。乃曰：此脾虚不能转运故也。遂立四君平胃汤，重用潞参至一两。鹤翁曰：病苦不通，塞之不转剧乎？余曰：君不识此。《内经》云："塞因塞用"。[1] 盖人大小二便，全凭中气转运，中气不摄，则泄泻；中气太虚，则不能下送。夫人之病，非不欲大便，盖欲便而不

---

[1] 塞因塞用：《素问·至真要大论》："塞因塞用，通因通用，必伏其所主，而先其所因。"即以补开塞，是指用补益药物来治疗具有闭塞不通症状的虚证。

下也。今以四君①提其中气，平胃散②调其胃气，再不通者，吾不复为此矣。晚即照方服之，次早即便数下，肚腹空虚，精神爽健，早餐已进三碗矣。午后来信云：贱内之病，已十去八九，何神若是。昨日之言，思之不得其解，愿暇时一请教也。次日即来拜谢。余曰：君未读医书，诚难细喻。譬如布囊盛物，非提其口，则物难下。人之脾胃，何独不然。鹤翁曰：闻所未闻，今乃知大便不通之不无虚证也。遂与余为至交焉。

脾虚不运便不通　四君平胃可建功

薛鹤亭名鸣皋，任侍御之职，山西陵川人，为人耿直忠厚。在吏部时掌管选拔官吏事务，手下的人都不敢对他欺骗或隐瞒。后来做御史，上呈过数条违背皇上意愿的奏章。他这种公正无阿的性情，熟悉他的人都很敬佩。甲寅年（1852 年）夏天，他的夫人患大便不通。医生有的认为是实热，用承气汤治疗无效；有的以为是肠燥，用火麻仁也无效；有的以为是食滞，用平胃散，初用通畅，之后又不通了。于是请我去治。诊她的六部脉都很微弱，右关尤其明显，右尺脉细如丝。于是说：这是脾虚不能转运的原因。据此立方，用四君平胃汤，潞党参重用至一两。鹤亭先生说：这是个不通的病，用这么多补药不是堵的更厉害了吗？我

---

① 四君：即四君子汤，出自《圣济总录·卷八零》。人参（去芦）、白术、茯苓（去皮）各 9g，甘草 6g。上为细末。每服二钱（15g），水一盏，煎至七分，通口服，不拘时候，入盐少许，白汤点亦得。功效：益气健脾。主治：脾胃气虚证。面色萎白，语声低微，气短乏力，食少便溏，舌淡苔白，脉虚弱。

② 平胃散：出自《简要济众方·卷五》。苍术（去黑皮，捣为粗末，炒黄色）四两（120g），厚朴（去粗皮，涂生姜汁，炙令香熟）三两（90g），陈皮（洗令净，焙干）二两（60g），甘草（炙黄）一两（30g）。上为散。每服二钱（6g），水一中盏，加生姜二片，大枣二枚，同煎至六分，去滓，食前温服。功效：燥湿运脾、行气和胃。主治：湿滞脾胃证脘腹胀满，不思饮食，口淡无味，恶心呕吐，嗳气吞酸，肢体沉重，怠惰嗜卧，常多自利，舌苔白腻而厚，脉缓。

说：先生不了解这里的道理，这里用的是《内经》中"塞因塞用"的治疗方法。大致来说人的大小便，都要依靠中焦气机的运转来实现，中气虚不能固摄会出现泄泻的症状；如果虚的太严重，中焦就运转不起来，向下推送水谷的力量都会没有了。您夫人的病，不是不想排便，是排便的力量不足，想排便却排不下来。今天用四君子汤提补她的中气，用平胃散促进胃肠部气机运行，这样大便还不通畅，我都不用再给人看病了。晚上照着方子服用，第二天早晨就大便了几次，肚子空了，精神也清爽，早餐吃了三碗饭。午后来信说：内人的病已经好了八九成，您的治疗怎么这么神奇？昨天您说的话，我想了很久也没想明白，等空闲的时候一定再向您请教。隔日他来拜谢时，我跟他说：先生没有读医书，一下子讲明白很难。打个比方说，胃肠就像一个布袋子，不提起袋口，里面的东西就不能下去。脾胃的生理也与这个道理一样。鹤亭先生说：以前真是没听说过，今天才知道，大便不通不是没有虚证的。经历此事，他与我成了交情深厚的朋友。

第 8 课

邪风中腑　卒然昏噤

商人穆栖桐，吾介东乡人也。在京为号中司事。体素肥胖，又兼不节饮食。夏有友人招饮，酒后出饭肆，卒然昏噤，口不能言，四肢不能运动，胸腹满闭，命在旦夕，车载而归。其契友南方人，颇知医，以为瘫也，用续命汤①治之，数日无效。乃转托其同事延余视之，余诊其六脉缓大，惟右关坚欲搏指，问其症，则不食、不便、不言数日矣。时指其腹，作反侧之状。余曰：瘫则瘫矣，然邪风中腑，非续命汤所能疗，必先用三化汤②下之，然后可疗，盖有余症也。南医意不谓然，曰：下之亦恐不动。余曰：下之不动，当不业此。因立进三化汤，留南医共守之。一饭之际，病者欲起，肠中漉漉，大解秽物数次，腹小而气定，声亦出矣。惟舌根謇涩，语不甚可辨，伏枕视余，叩头求命。因问南医曰：何如？南医面赤如丹，转瞬间鼠窜而去。因命再服二剂，神气益清。用龟尿点其舌，言亦渐出。不十日铺东逼之归家。余在京供职，今不知其如何也。

中风昏噤救莫迟　三化汤可去内实

　　有商人叫穆栖桐，是我老家介休县东乡人，在京城做一店铺的管事。平素体型肥胖，又不注意节制饮食。夏天有朋友找他喝酒，喝完酒出了饭馆，突然发病昏倒，口噤不开，不能言语，四肢不能运动，胸腹满闭，命在旦夕，用车拉了回去。他的一位南方好友懂医，认为是中风，用续命汤治疗几天无效，于是辗转委托同事来请我去诊视。他的六部脉缓大，惟独右关坚欲搏指，问他的

---

①续命汤：同名方很多，出自《小品方》，录自《备急千金要方·卷八》名小续命汤。麻黄、防己、人参、黄芩、桂心、甘草、芍药、芎劳、杏仁各一两（各30g），附子一枚（15g），防风一两半（45g），生姜五两（150g）。以水一斗二升，先煮麻黄三沸，去沫，纳诸药，煮取三升，分三服，甚良；不愈，更合三、四剂，必佳。取汗随人风轻重虚实也。诸风服之皆验，不令人虚。功用：祛风散寒，益气温阳。主治：卒中风。不省人事，口眼㖞斜，半身不遂，语言謇涩。亦治风湿痹痛。

②三化汤：出自《素问病机气宜保命集·卷中》。厚朴、大黄、枳实、羌活各等份。上剉，如麻豆大。每服三两（9g），水三升，煎至一升半，终日服之，不拘时候，以微利为度。功用：通便祛风。主治：中风入腑，邪气内实，热势极盛，二便不通；及阳明发狂谵语；中风内有便尿之阻隔者；中风九窍俱闭，唇缓舌强；大肠燥闭，不见虚症者。

症状，则不食、不便、不言几天了，时不时指自己的肚子，要来回翻转。我说：是中风，但邪风侵犯的是腑，病不在经，不是续命汤所能治的。一定先用三化汤泻下，然后才能进一步治疗。这种情况是有余的病症。他的南方朋友非常不赞同，并说：用下法怕是也不能让他动了。我说：如果下后不能动，我以后就不再给人看病。让患者立刻喝了三化汤，留下南方的懂医人一起守候观察。一顿饭的工夫，病人要起身，肠中漉漉的响动，泻下数次秽浊的东西，肚子比原来的小了，气息也安定些，也能出声了，只是舌根不灵便，说的什么还听不真。病人见我在，叩头求救。我问南方人：怎么样？南方的这个朋友惭愧面红，赶紧走掉了。接下来让病人再服两剂，神气更加清爽。再用龟尿点在他的舌上，言语也逐渐清晰。过了不到十天，病人的东家逼着他回去，我在京城任职，到现在已经不知到他后来如何了。

第 9 课

肝郁呕血

穆某之副夥[①]，忘其姓名，素有呕血疾。因见穆某病危，铺事纷集，以急躁故，呕血转甚，亦求余治。余问曾服药否？曰：药不离口者数年矣。而作发无时，见逆事则益甚。为其诊脉，并不甚虚，左关弦滑如涌，且有坚象。余曰：此肝郁也。君初得病时，必因暴怒，此后必胁间时时刺痛，甚则呕，色必紫黯。曰：

---

① 夥 [huǒ]：同"伙"，伙计。

诚然，先生何如见也？乃以左金丸[①]合颠倒木金散[②]解其郁，继用逍遥散[③]舒其肝，命常服养血平肝之剂，戒其忿怒。一月而后酒肉来谢，余却而问其病，曰：服逍遥散后，已胸胁宽舒，血归乌有，先生命长服之药，不欲服也。余听之。

肝郁呕血已多年　平肝解郁始得瘥

穆某的副手，忘了他的姓名，平素有呕血的毛病。因穆某病危，店铺里的事纷至沓来，内心急躁，导致呕血加重，也来找我诊治。我问他是否用药治疗过？答：药不离口已经几年了，但还是不定期发作，遇到不顺心的事更是加重。诊他的脉虚象并不显著，左侧关脉弦滑如涌，且有坚象。我说：这是肝郁证，先生刚得病时，一定是因为暴怒，之后一定是胁肋处时时有刺痛症状，再厉害就呕血，血色也一定是紫暗的。他说：确实这样！先生怎么像亲眼所见一样？于是先用左金丸合颠倒木金散解其郁，接着用逍遥散疏理其肝气，嘱咐他常服养血平肝之剂保养，并戒除恼怒。一个月后，他带着酒肉前来感谢。我问他病怎么样了？答：服用逍遥散后，胸胁舒畅，再未呕血，先生让服的养血平肝之剂也不想了。我就由他了。

---

① 左金丸：出自《丹溪心法·卷一》。黄连六两（180g），吴茱萸一两（30g）。上药为末。水丸或蒸饼为丸，白汤下五十九（6g）。功用：清泻肝火，降逆止呕。主治：肝火犯胃证。胁肋疼痛，嘈杂吞酸，呕吐口苦，舌红苔黄，脉弦数。
② 颠倒木金散：出自《医宗金鉴·杂病心法要诀》。木香，郁金。"胸痛气血热饮痰，颠倒木金血气安，饮热大陷小陷治，顽痰须用控涎丹。"气郁痛者，以倍木香君之。属血痛者，以倍郁金君之。为末，每服二钱，老酒调下。虚者，加人参更效。
③ 逍遥散：出自《太平惠民和剂局方·卷九》。甘草（微炙赤）半两（15g），当归（去苗，剉，微炒）、茯苓（去皮，白者）、芍药（白）、白术、柴胡（去苗）各一两（各30g）。上为粗末。每服二钱（6g），水一大盏，加烧生姜一块（切破），薄荷少许，同煎至七分，去滓热服，不拘时候。功用：疏肝解郁，养血健脾。主治：肝郁血虚脾弱证。两胁作痛，头痛目眩，口燥咽干，神疲食少，或往来寒热，或月经不调，乳房作胀，舌淡红，脉弦而虚者。

第 10 课

食积致痢

又有银商，忘其名，夏得痢疾。医家以为火，用承气汤下之，逐日下数十次；又一医以为虚，补之，痢不止而胸满腹胀，委顿不起。司事者惧其死，邀伊表兄某引之出铺，在寺中赁一屋居之，又十余日医药罔效。其表兄已为市殓具矣。一日午饭后，其表兄来请曰：舍亲病至重，恐不能起，闻阁下脉理清真，欲枉驾，以决生死，如可苟延半月。拟即遣之还家，较胜殁于旅舍也。余随而往视，屋中臭不可近，急命舁置他处，见其合眼朦胧，转侧之，并不知矣。提腕而诊之，俱微弱沉细，然至数匀称，惟右关独大，按之搏指。乃曰：此病因食积致痢，初医下其火，未去其食也。此时必肚腹膨胀，醒时见食作呕，病虽危，不惟不即死，并可生也。其表兄曰：果尔，请治之。乃以平胃散加神曲、麦芽等类进之，至夜解下秽物极多，腹平而知人矣。越日视之，脉小而气虚。因以真人养脏汤^①固其痢，三剂而痢止，

① 真人养脏汤：又名纯阳真人养脏汤，出自《太平惠民和剂局方·卷六》。人参、当归（去芦）、白术（焙）各六钱（18g），肉豆蔻（面裹，煨）半两（15g），肉桂（去粗皮，甘草（炙）各八钱（各24g），白芍药一两六钱（48g），木香（不见火）一两四钱（42g），诃子（去核）一两二钱（36g），罂粟壳（去蒂萼，蜜炙）三两六钱（108g）。上锉为粗末。每服二大钱（6g），水一盏半，煎至八分，去滓，食前温服。忌酒、面、生、冷、鱼腥、油腻。功用：涩肠固脱，温补脾肾。主治：久泻久痢，脾肾虚寒证。泻痢无度，滑脱不禁，甚至脱肛坠下，脐腹疼痛，喜温喜按，倦怠食少，舌淡苔白，脉迟细。

《醉花窗医案》白话讲记

略进食矣。因继以人参养荣丸①半月而健。余当其病时曾见二次，不识其人。越两月，有以靴帽等踵门而谢者，不知何人，入门自称乃前病痢者也。叩头不起，谢曰：蒙先生再生之恩，不惟病愈，且健壮胜于往日，衔环结草所不惜也。余却其物而善遣之。

痢症几欲赴黄泉　审因辨脉保安然

有一银商，忘了他叫什么名字，夏天得了痢疾。医生认为是火，用承气汤来泻火，结果每日泻下数十次不止；又换一个医生认为是虚，用补剂治疗，结果痢没止住又增胸满腹胀，乃至精神委顿卧床不起。商铺中管事的人怕他死在店里，找他的表兄把他安排到寺庙里一屋中去居住，又经过十多天治疗依旧无效。他表兄都准备好了殓葬用品。一日午饭后，他表兄来请求我说：我的亲戚病得很重，恐怕不能康复了，听说先生脉理高超，想请您屈驾去看看生死状况，如果能拖延半个月，我打算把他送回家中，总比客死异乡好呀。我随他去看，患者居住的屋子里臭气弥漫不能近人，急忙让他们把病人移到别处。只见他闭着眼睛神志朦胧，翻动他的身子也不知道。提起手腕诊脉，各部都微弱沉细，不过至数尚且匀称，惟独右关脉大，按下去脉道搏动有力。于是说：此病是因食积导致的痢疾，最初医生的治疗，把火泄下去了，食积还在，所以现在还是肚腹膨胀，醒时见到食物会作呕。病虽然危重，不但不会死，还能治好。

---

① 人参养荣丸：即人参养荣汤改丸，人参养荣汤又名养荣汤，出自《三因极一病证方论·卷一三》。黄芪、当归、桂心、甘草（炙）、橘皮、白术、人参各一两（各30g），白芍药三两（90g），熟地、五味子、茯苓各三分（各22g），远志（去心，炒）半两（15g）。上剉散。每服四大钱（12g），水一盏半（300毫升），加生姜3片，大枣2个，煎至七分（200毫升），去滓，空腹服。功用：益气补血，养心安神。主治：心脾气血两虚证。倦怠无力，食少无味，惊悸健忘，夜寐不安，虚热自汗，咽干唇燥，形体消瘦，皮肤干枯，咳嗽气短，动则喘甚，或疮疡溃后气血不足，寒热不退，疮口久不收敛。

其表兄说：果真如此，请您医治。于是用平胃散加神曲、麦芽等药让他服用，到夜间解下极多秽浊的东西，腹部也平坦了，神志也清晰了。隔日再去看，脉小而气虚，因此用真人养脏汤固摄止痢。三剂后痢已经止住，稍稍可以吃些东西。接着用人参养荣丸调养半月后痊愈。我给他治病时只见过两次，所以没记清他的样子。过了两个月，有人拿靴帽等礼品登门拜谢，我并没认出来。进门后自己介绍，才知是这个患痢的人。他叩头不起并感谢说：承蒙先生再生之恩，不但病好了，并且比以前更健壮，真是衔环结草也无以回报。我拒绝了他的礼物并好言送走。

第 11 课

脾湿痰晕

祁寿阳相国，予告京居，素有头晕疾，每发则呕逆旋转欲跌。延医数辈，皆以为虚，参芪之类，久不离口，而病终不去。见天阴则转甚。一日雨后无事，邀余闲谈，并求一诊。见其左寸独虚，右三部俱滑而缓，并见弦象。乃曰：老师劳心过度，脾湿停痰，且时泻时止，身体重困，非燥湿祛痰不可，而古人云：治痰不理脾胃，非其治也，非健脾不可。脾健则痰消，痰消则晕止，相因之势也。乃进以香砂六君子①加益智、泽泻之类。五

---

① 香砂六君子：出自《古今名医方论·卷一》，引柯韵伯方。人参一钱（3g），白术二钱（6g），茯苓二钱（6g），甘草七分（2g），陈皮八分（2.5g），半夏一钱（3g），砂仁八分（2.5g），木香七分（2g），上加生姜二钱（6g）。水煎服。功用：益气健脾，行气化痰。主治：脾胃气虚，痰阻气滞证。呕吐痞闷，不思饮食，脘腹胀痛，消瘦倦怠，或气虚肿满。

《醉花窗医案》白话讲记

服而晕全除矣。继相国邀晚餐，席间告同乡云：头晕属痰，此语未经人道。润园为此语，吾始不信，服其药，竟去宿恙，非深明脉理，何能见及于此。余谢不敏。

眩晕只因痰作祟　固本清源治守中

相国祁寿阳，告老退休，在京城居住，平素有头晕的毛病，每次发作，都恶心呕吐，头晕目眩，几乎要跌倒不起。延请数位医生，都认为是虚证，用参、芪之类药物很长时间，而病却一直不能治愈。每到阴天病情就会加重。一日雨后无事，邀请我去闲谈，顺便给看看这病。见其左手寸部脉独虚，右手三部脉都滑而缓，并见弦象。于是说：老师是劳心过度，脾虚不运，湿浊停留日久成痰，并且会伴有时泻时止，身体重困的症状，除了燥湿祛痰没有第二种方法可治，而古人说："治痰不理脾胃，非其治也"，所以必须首先要健脾，脾健则痰消，痰消则晕止，因果关系如此，治疗也当按照前后顺序。于是处以香砂六君子加益智仁、泽泻之类。用了五服眩晕症状就全部消除了。后来相国请我晚餐，席间跟同乡说：头晕属痰的说法还没听别人说过，润园提出这个观点，我开始还不相信，服了药，久治不愈的病竟然好了，方才相信。这种认识，不是深明脉理的人怎么能有如此高明的见解。我表示当不起这样的夸奖。

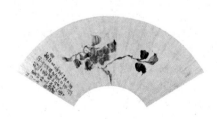

第12课

中风臂痛

仲秋又苦臂痛，使部曹某治之，乃为部曹述前病，并道余治之之法。部曹乃因而附会曰：王某之言诚然，今之臂痛，仍系痰之为害，不早除之成瘫痪。乃以大秦艽汤①进。药甫入口，痛益增，不可屈伸，次早而寝食俱废。仍使其子子禾部郎延余，急往视之，脉浮而弱，面津津有汗出，而神气清明，语言便利。乃告相国曰：此肩臂中风而痛，病极微末，部曹小题大做，用秦艽汤，岂知秦艽汤以十全大补为主，风在皮肤，以疏发腠理为要，兹用参芪固之，岂非益之痛乎？老师勿为所惑，药三进，必无苦矣。因进东垣羌活胜湿汤②，加威灵仙、苍术各二钱。一

---

① 大秦艽汤：出自《素问病机气宜保命集·卷中》。秦艽三两(90g)，甘草二两(60g)，川芎二两（60g），当归二两（60g），白芍药二两（60g），细辛半两（15g），川羌活、防风、黄芩各一两（30g），石膏二两（60g），吴白芷一两（30g），白术一两（30g），生地黄一两（30g），熟地黄一两（30g），白茯苓一两（30g），川独活二两（60g）。上剉。每服一两（30g），水煎，去滓温服。功用：祛风清热，养血活血。主治：风邪初中经络证。口眼歪斜，舌强不能言语，手足不能运动，风邪散见，不拘一经者。

② 羌活胜湿汤：出自《内外伤辨惑论·卷中》。羌活、独活各一钱（各6g），藁本、防风、甘草（炙）、川芎各五分（各3g），蔓荆子三分（2g）。水二盏，煎至一盏，去滓，空心食前去滓大温服。如经中有寒湿，身重腰沉沉然，加酒洗汉防己五分，轻者附子五分，重者川乌五分。功用：祛风，胜湿，止痛。主治：外伤于湿，郁于太阳，肩背痛，脊痛项强，或一身尽痛，或身重不能转侧，脉浮；邪在少阳、厥阴，卧而多惊。

《醉花窗医案》白话讲记

进而痛减,三进而若失。越日谈及,曰:中风之言不谬,余以书名,持纸素索书者颇多,因循堆积未暇搁管,尔日无事,开窗作字,窗外多竹,适风起觉冷,晚而痛作。子言之,余忆之矣。然何以所用皆汗药?余曰:老师营心经济,医道小技,究未深考,羌活、藁本,乃太阳皮肤疏散之药,非发汗也。汗症用之者,以其能开腠理,非谓能动汗也。相国惊曰:此言更觉入微,医家多不识此,可谓才大于身,心细如发矣。君少年乃造诣如此,将来必岐黄中自树一帜,勉之哉!具此才思,早缀高科,老夫当避三舍。余惶愧而退。在陕需次时,相国来书,尚称之不已。

风入痹痛误用补　羌活胜湿一身轻

祁寿阳相国,仲秋时又得肩臂痛,找一名部下治疗,并跟他讲述了前面得眩晕病,我如何给他治好的事。他的部下附会说:王先生说得很对,这次臂痛仍然是痰湿造成的,不早些去除可能导致瘫痪。于是开了大秦艽汤。药刚喝下去,疼痛即刻加重,甚至不能屈伸。第二天更是疼得吃不下睡不好。于是派他做部郎的儿子子禾来找我。我急忙前往查看,诊得脉浮而弱,伴面部津津有汗出,不过神气清明,语言便利。于是跟相国说:这次肩臂是因中风而起,病很轻浅,您的部下小题大做,用了秦艽汤,岂知秦艽汤组成是以十全大补为主。风在皮肤,应该以疏发腠理为主,不加辨别的用参、芪来固表,表邪不能疏散,难怪用药后反而疼得厉害。老师不用担心,用三四次药病就可以好了。于是处以东垣羌活胜湿汤加威灵仙、苍术各二钱,吃了一次疼痛减轻,三次药后,病痛差不多全部消失了。过几天谈到这个事,相国说:中风的诊断不错!我书法受人认可,拿着纸向我讨字的很多,因日复一日积欠了很多没写,那天无事,开窗写字,窗外很多竹子,正赶上起风,吹进来感觉有点冷,晚上疼痛就发作了。你一说,我才想起来。不过你的方子里为何都是发汗的药呢？我说：老师专心处理其他事务，对医道这种小技没有深入研究。羌活、藁本，是入太阳经，可疏散皮肤的药，作用不仅仅是发汗。需要用汗法治疗的病症用它们，是因为它们能开泄腠理，不是单纯的发汗。相国惊喜地说：这种说法太高深了，很多医家都不能认识到这种地步，你可谓是才智过人，心思缜密。这么年轻就有如此造诣，将来一定能在医界独树一帜，努力吧！你有这样的才学，如果早几年考中科第，连老夫也要让你三分了。我听了他的话非常惶恐，赶紧告辞出去。后来在陕候职时，相国来信，还对此事称赞不已。

第 13 课

肝热郁血

　　相国之长媳，子禾之夫人也。性颇暴，而相国家法綦严，郁而腹胀，月事不至者两度，众以为孕，置而不问。且子禾未获嗣，转为服保胎药，则胀而增痛。一日子禾公退，偕与往视，诊其左关弦急，乃肝热郁血。以逍遥散合左金丸处之，子禾恐其是胎，疑不欲服。余曰：必非胎，若胎则两月何至如是，请放心服之。勿为成见所误。乃服二帖，腹减气顺，惟月事不至。继以加味乌药汤[①]，两日而潮来，身爽然矣。至是每病必延余，

---

① 加味乌药汤：又名加味乌沉汤，出自《奇效良方·卷六三》。乌药、缩砂、木香、延胡索各一两（各30g），香附（炒去毛）二两（60g），甘草一两半（45g）。上剉细。每服七钱（20g），水一盏半，生姜三片，煎至七分，不拘时温服。功用：行气活血，调经止痛。主治：痛经。月经前或月经初行时，少腹胀痛，胀甚于痛，或连胸胁、乳房胀痛，舌淡，苔薄白，脉弦紧。

虽婢仆乳媪染微恙，皆施治矣。

气滞血郁误为孕　理气调血腹胀平

相国的大儿媳，也就是子禾的夫人。性情比较暴躁，相国的家规又比较严厉，所以情志难免抑郁，日久出现腹胀，月经不行两个月，家人都以为是怀孕，没有在意。并且子禾还没有儿子，不但不以为病，还服用了保胎药，导致腹胀加重并伴有疼痛。一天子禾公务结束，邀请我过去看看。诊得左部脉弦急，这是肝热郁血之象。于是用逍遥散合左金丸来处置。子禾怕是怀孕不想用药，我说：一定不是怀孕，如是怀孕两个月一定不至于腹胀这么明显，请放心用药，不要被一些错误的认识耽误了病情。于是服了二帖药，腹胀减轻，只是月经未行，又用加味乌药汤，两日后月经来潮，身体舒畅。从此以后，有什么病必定请我来治，连仆人、婢女们有小毛病也都找我。

第14课

脾劳过食　误下致危

商友王定庵，幼在京，权子母，工于心计而贪诈猥琐，兼嗜面食。年四十后，得脾劳[①]病，遇冬更甚，医药数年矣。余常

---

① 脾劳：中医病名，五劳之一。食不化，心腹痞满，呕吐吞酸，面色痿黄。甚者心腹常痛，大便泄利，手足逆冷，骨节酸疼，日渐消瘦，由脾胃久积风冷之气所致，亦名冷劳。木香猪肚丸主之。《外台秘要·脾劳》："脾劳热，身体、眼目、口唇悉痿黄，舌本强直，不能得咽唾，生地黄煎；脾劳虚损，消瘦，四肢不举，毛悴色夭，牛髓补虚寒丸。"陈无择以"茱萸膏治脾劳虚寒，气胀、咽满、食不下通，噫宿食臭"。

劝其节食节劳，而以经营生息，刻无暇晷。每食过饱，则痰嗽喘满，终夜不寐。壬子冬，疾增剧，乃俛余治。余进以健脾诸品，痰嗽少止，而狂啖如故，因之时发时愈。病甚则服药，稍痊则不肯。余以其不能调摄，置之不问。年终，岁事匆匆，劳扰更甚。一日早起，则面目四肢俱浮肿，而烦满益不堪，余告其同事曰：脾绝矣，尚未立春，虽交木令，尚可到家，立春后，则不能矣。盖肝木克脾土，仲春必难过也①。同事者不为意，延之。继请一同乡医视之，则曰：此水病，下之则愈矣。问用何药？则曰：舟车丸②。余力陈不可，而病者误信之，急服三钱，肿未减，而卧不能兴。诊其脉若有若无。同事惟恐其殁于铺，急觅车倩人送还，出京甫数日，殁于松林店。计其时，立春后五日也。吁！人生固有命，而始则不知爱养，继则不信良言，迨疾不可为，又信庸医，以速其死，亦愚之甚至矣。故录之，以为不知调摄者戒。

食脾劳失爱养　一误再误促命期

有位经商的朋友叫王定庵，从年轻时就在京城做事，放高利贷为生，所以工于心计，贪婪奸诈又举止猥琐，且喜欢吃面食。四十岁以后得脾劳病，每入冬则病情加重，已经治疗几年未愈。我常劝他要节制饮食避免劳累，由于工作的关系，他片刻也难遵循。每当吃得多一点，就出现咳嗽、咳痰、气喘、满闷的症状，整夜不能安睡。壬子年冬季，病加剧，才屈就找我治疗。给他用了些

---

① 盖肝木克脾土，仲春必难过也：春季为肝木主令，病本脾气衰败，到春二月，时令之木气更盛，应之于人，则对脾土的克伐会更加厉害，则脾病会加重。

② 舟车丸：出自《太平圣惠方》，录自《袖珍方·卷三》。黑丑（头末）四两（120g）、甘遂（面裹煨）、芫花（醋炒）、大戟（醋炒）各一两（各30g），大黄二两（60g）、青皮（去白）、陈皮（去白）、木香、槟榔各五钱（各15g），轻粉一钱（3g）。上为末，水为丸如梧桐子大。每服三五十丸，临卧温水送下，以利为度。初服五丸，日三服，以快利为度，服如前三花神佑丸。功用：行气逐水。主治：水热内壅，气机阻滞。水肿水胀，口渴，气粗，腹胀通无阻，大便秘，脉沉数有力。

《醉花窗医案》白话讲记

健脾类的方药，咳嗽痰喘稍微好转，但依旧暴饮暴食，所以病症时好时坏。且病重就用药，稍有好转就停药。由于不能配合治疗，善加调摄，我也就不再过问。年末，事务繁忙，劳累更重，一天早起，面目四肢都出现浮肿，烦满也非常严重。我告诉他的同事：脾脏绝败了，现在虽然已经进入春季，但没有立春，还能回家；如果到了立春，就回不去了。大概来说木气克制脾土，到木气隆盛的仲春，脾土就难以支撑了。他的这位同事并未在意，拖延着没有告诉他。之后他又请同乡的一位医生治疗，说是水病，利下水气，病就会好。问用什么药？说是舟车丸。我据理力争，但病者还是相信他，吃了三钱，浮肿不但没消退，反而卧床不起。诊他的脉若有若无。同事怕他死在店铺内，急忙找车请人送他回家。出了京城没几天，就死在松林店。算计死亡的日期，在立春后五天。哎！人的生死真是天定，开始不知自我保养，之后又不听良言相劝，等病到不可救治，又偏信庸医，才造成这么快就病故，也是愚昧到极致了。所以记录下来，是想给那些不重视调摄的人的作为警戒。

第 15 课

寒疟① 误治

茶商某，忘其名，在都中，夏得疟病。医药数进，而午后必寒战经时许。沉绵者数月，渐至体肤削减，饮食少进，出入

---

① 寒疟：疟疾中又有寒疟，《素问·疟论》："夫寒者，阴气也；风者，阳气也。先伤于寒，而后伤于风，故先寒而后热也。病以时作，名曰寒疟。"此例午后寒战，食减体瘦，更加六脉皆虚，为中焦虚寒为主，治以附子理中丸、补中益气汤，正是治病必求于本的治疗方法。故其效如期。

随人扶掖。又年过五旬，获利不丰，家无子嗣，言必长叹，已不作生活计矣。适秋间，余到其铺，有契友田时甫扶之来求余治。见其面若败灰，气息仅属，诊其脉，则六部皆沉细迟微，右关更不三至^①。乃曰：此固疟疾，然疟系外感，初发时，解之清之，无不愈者。君病时所服，必草果、常山等劫药^②，中气本属虚寒，再克伐之，必无瘥日。此时满腹虚寒，中气大馁，仍作疟疾治，是速其毙也。时甫曰：尚可治否？乃云：六脉虽虚，毫无坏象，何至不治。因进以附子理中汤^③，越日而寒战去。再进以补中益气汤^④加白芍、白蔻、肉桂数种。五日而饮食进，半月后如常矣。

中气虚寒疟之根　舍末求本方得真

某茶商，忘了叫什么名字。夏天在京城得了疟疾，多次请医生治疗，但每到午后必定有一个时辰左右寒战不止。迁延有几个月，逐渐导致身体消瘦，饮食减少，出入都要人搀扶。再

---

① 右关更不三至：右手关部主脾胃，常数为一息四至，不到三至是为迟脉，主脾胃气虚。

② 劫药：能有效快速缓解症状的药物，多药性迅猛。

③ 附子理中汤：即丸改汤，出自《太平惠民和剂局方·卷五》。人参（去芦）、白术、干姜（炮）、附子（炮，去皮脐）、炙甘草各三两（各9g）。上为细末，炼蜜为丸，每两作十丸。每服一丸，以水一盏化开，煎至七分，空心、食前稍热服。功用：温阳祛寒，益气健脾。主治：脾胃虚寒，腹痛吐利，脉微肢厥，霍乱转筋，或感寒头痛，以及一切沉寒痼冷。

④ 补中益气汤：出自《内外伤辨惑论·卷中》。黄芪（病甚、劳役热甚者，一钱）、甘草（炙）各五分（9g），人参（去芦）三分（6g），当归（酒焙干或晒干）二分，橘皮（不去白）二分或三分，升麻二分或三分，柴胡二分或三分，白术三分（6g）。作一服，水二盏，煎至一盏，去滓，食远稍热服。功用：补中益气，升阳举陷。主治：a.脾不升清证 头晕目眩，视物昏瞀，耳鸣耳聋，少气懒言，语声低微，面色萎黄，纳差便溏，舌淡脉弱。b.气虚发热证 身热，自汗，渴喜热饮，气短乏力，舌淡而胖，脉大无力。c.中气下陷证 脱肛，子宫脱垂，久泻久痢，崩漏等，伴气短乏力，纳差便溏，舌淡，脉虚软。

加上年过五十，生意不景气，家里又没男孩，每次说话都长叹不已，自己都不想再活下去了。刚好当年秋天，我到他的茶铺去，有个好朋友叫田时甫的就扶着他出来求我诊治。看他面色晦暗，气息微弱，六部脉都沉细迟微，右关更是不足三至。于是说：这个病确实是疟疾，而疟疾属于外感，初得的时候，用清解的方法没有不能治愈的。先生那时用的药一定是草果、常山这类的劫疟药物。您平时的体质属于中气虚寒，用了这些猛烈的药攻伐，中气更加受损，所以病就一直不能痊愈。现在整个腹部都是虚寒之象，中气虚弱得非常厉害，如仍然用治疟的药治疗，更伤正气，反促其死亡。时甫问：还有救吗？答：六脉虽虚，丝毫没有败坏的征象，还不至于到不治的地步。于是处以附子理中汤，隔天寒战的症状消失。再用补中益气汤加白芍、白豆蔻、肉桂几味药。如此用药五天，可以正常饮食，半月后健康如常人。

第 16 课

气郁吐痰①

　　工部主政张汉槎，学问人品为吾乡之翘楚，其弟铁华大令，余己酉同年也。乙卯在京赴京兆试，汉槎送场，误入龙门，以违例镌级，兼旅费增艰，百感交急。秋初忽得吐疾，胸膈痞痛，浆汁不入口。延医视之，或以为中暑，或以为中寒，或以为蓄水。日日易方，而竟无毫发减。不得已铁华邀余视之，诊其六脉俱

---

① 气郁吐痰：旧版标题为"气郁吐痰"，但细读正文，呕吐与吐痰两症状有明显区别，故当为"气郁吐疾"之误。

伏，胸间高起，且闭不大便。余曰：此气郁也。因进以苏子降气汤^①，两服而吐止，再令服分心气饮^②，五日后，如常趋公矣。

气郁上逆吐不休　苏子降气解其忧

工部的主政张汉槎，无论学问还是人品在我家乡都是数一数二的。他的弟弟铁华县令，在己酉年与我同榜考取的功名。乙卯年铁华参加京兆府试，哥哥汉槎去送他进考场，误入皇城左门禁地，因违例受到降职处分，再加上来往所需路费艰难，真是百感交集。到初秋的时候，汉槎突然就得了呕吐不止的病症，胸膈间也胀满疼痛，浆水类的流食都喝不下去。找医生来看，有的认为是中暑；有的认为是中寒；有的认为是蓄水。每天更换方药，病却没一点减轻。没办法铁华邀请我去诊视，诊汉槎的脉，六部都是伏象，并见胸膈间胀满高起，气机闭塞大便不通。我说：这是气郁证。据此处以苏子降气汤，服用两次后呕吐停止。再让他用分心气饮。五天后，身体康复，能正常地办理公务了。

---

① 苏子降气汤：又名紫苏子汤，出自《备急千金要方·卷七》。紫苏子一升（12g），前胡（9g），厚朴、甘草、当归各一两（各6g），半夏一升（12g），橘皮三两（9g），大枣二十枚（10枚），生姜一斤（6g），桂心四两（3g）。以水一斗三升，煮取二升半，分五次服，日三次，夜二次。功用：降气平喘，祛痰止咳。主治：上实下虚喘咳证。痰涎壅盛，胸膈满闷，喘咳短气，呼多吸少，或腰疼脚弱，肢体倦怠，或肢体浮肿，舌苔白滑或白腻，脉弦滑。

② 分心气饮：出自《仁斋直指方·卷五》。紫苏茎叶三两，半夏（制）一两半，枳壳（制）一两半，青皮（去白）一两，陈橘红一两，大腹皮一两，桑白皮（炒）一两，木通（去节）一两，赤茯苓一两，南木香一两，槟榔一两，蓬莪术（煨）一两，麦门冬（去心）一两，桔梗一两，肉桂一两，香附一两，藿香一两，甘草（炙）一两三分。上为散。每服三钱，水一大盏，加生姜三片，大枣二个，灯心十茎，煎七分，不拘时候服。治忧思郁怒，诸气痞满停滞。

《醉花窗医案》白话讲记

第 17 课

酒肉内伤　感寒生痰

　　裕州刺史李莲舫，幼与余为文字交，以辛亥孝廉[①]由议叙得州牧[②]，在京候选，与余同住襄陵会馆，寝馈共之。每日与各相好宴乐，暮出夜归，风寒外感，且数中煤烟毒最可畏。一日余卧中夜尚未起，其弟小园促之曰：家兄病甚，速请一视。余急披衣视之，浑身颤汗，转侧不安。问之，则胸中烦闷特甚，欲吐不吐，且心头突突动。急提左手诊之，则平平无病状，余曰：病不在此也。易而诊右，脉寸关滑而泉涌。乃曰：此酒肉内熏，风寒外搏，且晚间煤火，渐而生痰。乃以二陈汤[③]加麦芽、山楂、神曲，并芩、连、枳实等立进之，刻许安卧，至巳刻急起如厕，洞下红黄色秽物数次，午后胸平气定，进粥一盂。又欲趋车外

---

① 孝廉：州举秀才，郡举孝廉。清代也有称举人为孝廉者。

② 州牧：主事之官称为牧。州牧，即一州中的主管。

③ 二陈汤：出自《太平惠民和剂局方·卷四》。半夏（汤洗七次）五两（15g），橘红五两（15g），白茯苓三两（9g），甘草（炙）一两半（4.5g）。每服四钱（12g），用水一盏，生姜七片，乌梅一个，同煎六分，去滓热服，不拘时候。功用：燥湿化痰，理气和中。主治：湿痰为患，脾胃不和。胸膈痞闷，呕吐恶心，头痛眩晕，心悸嘈杂，或咳嗽痰多者。痰饮为患，或呕吐恶心，或头眩心悸，或中脘不快，或发为寒热，或因食生冷，脾胃不和。妊娠恶阻，产后饮食不进。气郁痰多眩晕，及酒食所伤眩晕；食疟，诸疟。咳嗽呕痰；痰壅吐食。臂痛，流注。中风风盛痰壅。上中下一身之痰。痃癖，中脘停痰。痰多小便不通，用此探吐。痰嘈，痰多气滞，似饥非饥，不喜食者，或兼恶心，脉象必滑；呃有痰声而脉滑者。

出与友人作消寒之会^①，余急止之曰：朝来颠倒之苦竟忘之耶？
一笑而罢。

后腊月莲舫西归，余移与小园同榻。一日天未明，闻小园
呻吟甚急，起而视之，病症脉象与莲舫无少区别。乃曰：君家昆玉，
真是不愧，乃以治莲舫之药治之，所下与莲舫同，其愈之速亦同。
晚间其仆乘间言曰：家主兄弟之病，幸老爷一人治之，若再易
一医，必别生枝节，枝蔓不清矣。其言近阅历者，乃首颔之。

酒肉壅滞内生痰　二陈加味病豁然

裕州刺史李莲舫，年轻时就和我是文友，辛亥年以孝廉的身
份被推举为知府。在京城候任期间，跟我一同住在襄陵会馆，同
吃同住。他每天跟好友聚会，晚上出去深夜方归，感受风寒不说，
更可怕的是曾多次中煤烟的毒害。一天夜里，我正睡觉，他的
弟弟小园匆忙来叫我说：我哥哥病得厉害，快点帮忙去看看。我急
忙穿衣去看，见他身颤汗出，转侧不安。问他得知，自觉胸中烦
闷得非常厉害，要吐不能吐，心头突突悸动。急忙诊脉，左手平平，
没病的样子，我说：病不在这里。换过右手来诊，寸关两部滑利
如泉涌。于是说这是酒肉淤滞于内，风寒之邪感之于外，再加上
晚间煤火熏蒸，逐渐炼液成痰。处以二陈汤加麦芽、山楂、神曲，
还有芩、连、枳实等药，立刻让他喝下。过了一刻钟左右可以安
定地睡下，第二天早上已时（九点到十一点），急忙起来上厕所，
泻下红黄颜色的秽浊之物多次，至午后胸中的烦闷也已经平定，
且喝了一碗粥。接着又要冒着风寒去会友，我急忙制止他说：前
面颠倒辗转的病痛都忘了？他才一笑作罢。

后来，腊月时莲舫西归故里，我挪到小园屋中同住。一日
天没亮，听到小园急促的呻吟声，起身查看，病症和脉象跟莲

《醉花窗医案》白话讲记

---

① 消寒之会：旧时文人，逢冬至节作诗饮宴之会。

舫差不多，于是说：你们真不愧是亲兄弟！于是用治疗莲舫的方子治疗，用药也都相同。用药后，小园也跟莲舫一样迅速取得了疗效。晚间他们的仆人对我说：主人家的这兄弟俩，辛亏得到您的治疗，如换做别的医生，一定出现差错，迁延缠绵难以根治了。他的话有些见识，我点头表示认可。

第18课

饱食冷饮　凝结不通

余在京用庖人某，忘其名，拙艺粗才，百无一长，以奔走枵饿之腹，骤得饱餐，啖饮兼数人之量。又常饮凉水，众止之，曰：余惯此，不吃茶也。一日忽患腹痛，少食辄吐，大便闭，汗出如雨，呼号辗转，众以为急症。余曰：此饱食伤胃，兼冷水凝结，大便通，则愈矣！故置不问。晚餐后，匍匐求余，挥涕不止，乃难之曰：疾由自取，余何能为，必欲余治尔病，先取十桶水，置两缸倾倒之，必足三十度，然后可。庖人曰：小人病莫能兴，十桶水何由致！余曰：不能则勿望余治也。不得已，饮恨力疾而起。同人以余为太忍。庖人乃取水如命倾倒之，未至二十度，腹中漉漉鸣，汗津欲滴，急如厕，洞下之，软不能起。同人扶之床，坦然睡去。二刻许稍醒，则腹虚体轻，求饮食矣。余入厨问曰：腹尚痛否？曰不痛矣。尚作呕否？曰不呕矣。乃曰：尔之病，我已治之愈，比汤药针灸何如？取水之苦，可不怪我矣。庖人惭惧叩头。又告之曰：后须少食，不然将复痛，庖人敬诺。

同寓者请其故，余曰：余命取水倾倒，则俯仰屈伸，脾胃自开，焉有不愈者。众乃服。或曰：何不用药？余曰：用平胃散合承气汤[1]，未尝不可，但药可通其肠胃，不如令其运动，皮骨俱开，较药更速也。

饱食饮冷肠不通　屈伸导引得下行

我在京城的厨师，忘了叫什么名字，手艺一般，也没有其他长处。劳作辛苦还常吃不饱饭，一旦得顿饱饭，食量可以顶过几个人。又常喝凉水，别人劝阻，他就说：习惯了，不喜欢喝热茶。一天突然患腹痛，稍吃点东西就吐，大便不行，汗出如雨，呼号辗转。众人以为是急症腹痛，我说：这是吃得太多伤了胃，加上喝凉水凝结了气机，如大便能通畅，病一定就好了。故意不再过问。晚饭后，他爬着来求我，哭啼不止。我故意难为他：这病都是你自己找的，你凭什么让我来治。一定要我治，就必须先取十桶水在两个水缸来回倒，一直够三十次再来。厨师说：我病得动都困难，怎能提得了十桶水？我说：做不到就不要指望我给你治病。没办法，他忍痛去做事。同人都觉得我太残忍。厨师按要求去倒水，还不到二十次，腹中开始漉漉鸣响，大汗淋漓，急忙去厕所，泻下很多，身体疲惫不能站起，同事们扶着他到床上，坦然睡去。过了半小时稍微睡醒，觉得腹中发空，身体乏力，想要吃东西了。我到厨房问他：肚子还疼吗？答：不疼了。问：还恶心吗？答：不恶心了。于是对他说：你的病我用这个法子已经治好了，对比用汤药、针灸这些还要简单，取水的辛苦也不要怪我了。厨师惭愧叩头。我又嘱咐他：以后要控制饮食，不然腹痛还会复发。厨师领命。

---

[1] 承气汤：《伤寒论》中有大承气汤、小承气汤、调胃承气汤等。以大黄、厚朴、枳实、芒硝为主药，都以攻下为用。其中，痞、满、燥、实俱在的用大承气汤泻下热结，力道最强；若"燥"不显著的去掉芒硝不用，为小承气汤，力又次之；若热盛，而痞、满不著的，用硝、黄加甘草，谓之调胃承气汤。

同住的人问其中的缘故，我说：让他倒水，身体就要俯仰屈伸地运动，脾胃也运转起来，病怎能不好？众人信服。有的问：为何不用药？我说：用平胃散合承气汤也可以，但用药通畅肠胃的办法，不如让他运动起来全身都跟着活动开更快捷。

第 19 课

过劳中暑

　　伶人某，忘其名，四喜部名旦也，六月初，演《泗州城》剧，众称善。有某官爱其艺，又出钱命演《卖武》一折，身体束缚刀矛剑戟之类，旋舞越二时许，卸妆入后台，则大吐不已，腹中绞痛，急载归家，吐止而昏不知人，推之不醒。其师怒，遣人寻某官，某官知余名，又转同乡请余诊视，乃偕之往，则剩粉残脂，犹晕面颊，汗出如油，气息促迫，呼之不应。提其腕，则六脉浮濡，按之反不见。余曰：此中暑阳邪也[①]，命守者以热鞋熨其脐，刻许，稍醒。遂以大剂香薷饮进之，二日而安。后三日，有投小片者，不知其人，问阍人，乃知其伶来谢也，余却而避之。

中暑亦需辨阴阳　　大剂香薷饮效彰

　　某艺人，忘了他的名字，是四喜部中的著名花旦。六月初，

───────────────

① 此中暑阳邪也：中暑在中医分为阴暑、阳暑两种，证治截然相反，正如张景岳所说，"故其为病，则有阴阳二证：曰阴暑，曰阳暑，治犹冰炭，不可不辨也。"本案中无论是症状还是治疗方法，显然属于阴证。所以原文中"中暑阳邪"的"阳"为"阴"之误。

演《泗州城》剧目，受众人推崇。某官员赞赏他的演技，又出钱让他单独演出《卖武》这一折，期间身体束缚着刀矛剑戟之类道具，在舞台上翻转腾挪超过两个时辰，卸妆进入后台就出现剧烈的呕吐、腹中绞痛症状，急忙用车送他回家，呕吐虽然止住，但昏迷不醒。他的师父非常气愤，派人来找这位官员。官员知道我懂医，就找同乡来请我去诊视，于是我跟随前往。只见他化妆的油彩还在脸上，汗出如油，气息急迫，呼唤也没反应。提起他的手腕诊脉，六部脉都现浮濡之象，沉按则不见。我说：这是中暑阴证。命人用热鞋熨他的肚脐，过了一会，稍微有些清醒。接着用大剂的香薷饮治疗，两天痊愈。又过了三天，有人投了名帖要来拜访，不知是何人，问看门的才知道是这艺人前来道谢，我避而未见。

第 20 课

痘疹气虚　过服寒凉

　　乙卯夏在都，一日将直圆明园，衣冠而出，将登车，忽一老妪跪车下，自言伊孙病痘甚危，闻老爷善医，敢乞一救小孙之命。余恐误公，辞以本不善医，痘疹 ① 尤所未习，使之再觅他医。而妪涕零如雨，挥之终不去，叩头几见血，旁多代为请者，无奈，急随之，走不数武，已至其家。盖右邻有乳媪，日在街望，闻人告之也。视之，乃一男，约四五岁，见其痘形平板，色不

---

① 痘疹：发热，皮肤出现痘疹为主要表现的一类疾病。以痘疹浆水饱满、颜色鲜亮、根脚收束为顺；浆水浑浊，痘疹平陷，颜色灰暗，根脚散漫为逆。

红润，手足发厥，且时作泻。法在危险，而颗粒分明，大小匀称，且日进粥三二碗。余曰：气虚不能托送，又过服寒凉，以致不起。问几日？曰：十日矣。视所服之方，则芩连之属类多，因示以六味回阳饮①。其家问几服？曰：须二三服乃可。随言随走，连日公忙，几忘其事。又一日雨后，不能远出，闲到门外，前妪抱儿而至，投能作谢。余方忆其事。戒之曰，痘后之风，当谨避也。妪遂携儿而返。

气虚不托痘疹平　六味回阳饮可行

乙卯年夏季在都城，一天将要去圆明园当差，整装待发时，忽然有一老妇人跪在车前，说她的孙子得痘病很危重，听说我医术好，乞求救一救小孙子的性命。我怕耽误了公事，推辞说本来医术也不高明，尤其对痘疹研习更少，让他去找其他医生。老妇涕零如雨，不愿离开，叩头几乎见血，旁边也很多人也帮忙请求。没办法只好随她去看看，走出去不远就到了她家——大约是她的邻居中有一位奶妈，每天在街头打听医生的信息，我的门房就把我会治病的事告诉了她，所以老妇才当街恳请我来医治。患者是一个约四五岁的男孩，身上的痘疹形状平板，色泽不红润，手足厥冷，且不时有腹泻。按照常规属于危险证候，不过痘疹颗粒分明，大小匀称，并且每天能吃三二碗粥。我说：这是气虚不能托送痘疹外出，又过多服用寒凉药物，导致病情加重。问：得病几天了？答：十天了。查看所服的方子，很多芩、连这类药。根据这种情况处以六味回阳饮。他的家人问需要吃几服？说：须二三服才行。说完就走了，且连日忙于公务，几乎把这事都忘记了。过几天的一个雨后，没有外出，闲步到

---

① 六味回阳饮：出自《活幼心法·卷末》。附子一钱，炮姜一钱，党参三钱，当归三钱，肉桂三钱，炙甘草一钱。加胡椒末三分，灶心土水澄清煎药服。大补元阳。主小儿气血本虚，痘疮自塌，或误服凉药，呕吐泄泻，将成慢惊者。

门外去，前面求助的老妇抱着孩子上前来感谢，我才想起这件事。告诫她说：痘疹刚好一定要避免再受风邪，不要在外面乱走。于是老妇人赶紧抱孩子返回家中。

第 21 课

阴虚血热　误用桂附

商友梁某，素有痔，兼好鸦片，发则痛不能起，且有隐疾，未尝告人。一日痔发，不可忍，延一南医治之。梁素弱，面目削瘦，饮食不思，南医以为虚也。用桂、附补之，二日而腹膨如鼓，烦闷不安，因而痔益增痛。急延余往视之，脉细数而有力。余曰：阴亏血热，且增烦躁，故痔作。鸦片最燥肺，肺主气，气燥而血亦不润矣。再以桂附火之，无怪其增痛也。

昔人虽谓痔有虚实，而未有不由湿热内蕴者，先清其热，则痛止。遂用槐花散[①]加归芍而进之，夜半痛少止。次日又往，则进以归芍地黄汤，十日而愈。他日告余曰：不惟病愈，痔亦愈。余曰：痔何能去？特血润则不痛矣。须薄滋味，谨嗜欲，节劳逸，方可渐望其去。否则，发作无时。目中所见，固少因痔而死者，亦少治之痊愈者。梁首肯。后余以内艰[②]归家。越三年余，梁来

---

① 槐花散：出自《普济本事方·卷五》。槐花（炒）、柏叶（烂杵，焙）、荆芥穗、枳壳（去瓤，细切，麸炒黄）各称等量，研为细末。用清米饮调下二钱（6g），空腹时服。功用：清肠止血，疏风行气。主治：风热湿毒，壅遏肠道，损伤血络证。便前出血，或便后出血，或粪中带血，以及痔疮出血，血色鲜红或晦暗，舌红苔黄脉数。
② 内艰：母丧或承重祖母之丧（长子亡故，长孙称承重孙），俗称内艰。

信云：本年痔发特甚，惟服君前药少止，然成长命债矣。

细数有力断为火　不知谨养难除根

有一经商的梁姓朋友，平时就有痔疮，加上好吸鸦片，每次发病痛不能起，还有其他隐疾不方便让别人知道。一日痔疮发作，痛不可忍，请了位南方的医生来治。梁姓平素体质虚弱，面目削瘦，不思饮食，南方医生以为是虚证。用桂附类药补虚，用药两天出现腹部膨胀如鼓，烦闷不安，痔疮疼得也更严重。急忙来找我去看，诊脉见细数而有力之象，我说：这是阴亏血热证，以热助热，所以增加了烦躁，痔疮也加重。鸦片最能燥肺，肺主气，气燥血也不能濡润。再用桂附热药，也难怪病加重。

前人虽然把痔疮分为虚实，但痔疮没有不内蕴湿热的，治疗上先清热，疼痛就可止住。所以处以槐花散加当归、芍药，用药后到夜半的时候疼痛稍有减轻。次日再去，处以芍地黄汤，用药十天病愈。后来，他跟我说：用药后，不但病好了，痔疮也已痊愈。我说：痔疮怎能痊愈？只是血液得到濡润，不痛而已。以后尚须饮食清淡，节制食欲，避免劳累，才有希望逐渐根除。否则会反复发作。就我的经验来说，很少有人会死于痔疮，但能完全治愈的也不多。梁姓朋友很是认同。后来我因母丧回了老家。过了三年多，梁来信说：今年痔疮发作得特别严重，只有吃您以前给开的药方可以缓解，怕是难以根治了。

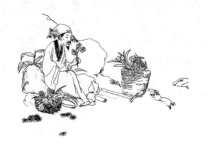

第22课

外感风热

马景波孝廉，与余为文字交，又同出龙兰簃先生门下，故称莫逆。乙卯谋纳粟作宰①，都中有女校书②才色超群，马昵之。一日余赴同乡之饮，在前门酒市，席未半，景波遣其仆，趋车迎余曰：家主得暴疾，危在顷刻，亟请视之。余颇惊骇，乃投箸登车而去，曲折经数处，见非景波所栖止。因问其车夫，车夫扬鞭掉臂曰：老爷至则自知。到陕西巷则景波依阊已久，捐余曰：校书病甚，惟恐君不来，故托于余以速之，急请入一施汤剂。余乃知为校书病。入其室，数媪环守之。启衾看，则校书蓬首赤体，昏不识人。扪其肌，热可烙手，面赤气粗，颠倒烦乱。提腕诊之，六脉浮数，几乎七至。乃曰：此外感风热也，一发可愈。乃开防风通圣散③易麻黄以桂枝。景波争曰：硝黄劫药，校书娇姿恐不堪。余曰：君情深如此，宜校书之倾倒，然君解怜香，我岂好碎玉耶，有病则病当之，保无恐。急遣下走

---

① 纳粟作宰：捐钱纳粮买官。

② 校书：指能诗善文的妓女。

③ 防风通圣散：出自《黄帝素问宣明论方·卷三》。防风、川芎、当归、芍药、大黄、薄荷叶、麻黄、连翘、芒硝各半两（各15g），石膏、黄芩、桔梗各一两（各30g），滑石三两（90g），甘草二两（60g），荆芥、白术、栀子各一分（各3g）。上为末，每服二钱（6g），水一大盏，生姜三片，煎至六分，温服。功用：疏风解表，泻热通便。主治：风热壅盛，气血怫郁，表里三焦皆热者；并治疮疡肿毒，肠风痔漏，鼻赤瘾疹等。

《醉花窗医案》白话讲记

货药，煎而进之。属曰：三更后，当大汗，渴，勿多与饮，明早必愈，我去矣。

越日申刻，余公退将入门。景波又遣车迎余曰：校书病益甚，请再视之。余骇曰：既病甚，则药病枘凿①。可请别人，余不必往也。其仆曰：家主望君如岁，不去，恐小人获戾。不得已，随之至。则景波颦蹙②曰：病益甚，当奈何？见校书仍拥衾卧，蒙其面。揭之则花妆簇簇，跃然而起。继命媪辈，皆敛衽③叩头曰：昨宵服君药，三更如梦醒，浑身出汗，到晓，病若失。服君之奇，感君之义，特设一筵，置酒为乐。恐君不来，故托辞招之耳。余故不喜此辈，拟托公而辞。校书跪留曰：自知垢污之肴，不足染高贤之腹。然献芹④之忱，窃难自已。言之泪欲下。景波急进曰：勾栏⑤中一杯水，未必即阻两庑特豚⑥。何惺惺作态乃尔。余不敢再辞，相与狂饮，肴错纷陈，至夜四更始罢。归检衣袱则罗香囊一对，絮绢方巾二事在焉，知为校书之遗。越数日，转景波而还之。

风热炽盛布表里　防风通圣一剂除

孝廉马景波跟我是文友，且都是龙兰簃先生的学生，可谓莫逆之交。乙卯年，景波来到京城，打算出钱捐个县令，喜欢上了京中一个才色超群的妓女。有一天，我去前门的一个酒馆参加同乡会，酒席到了一半，景波让他的仆从带着车来接我说：我家主人得急病，危在顷刻，请您赶紧去看看。我非常吃惊，

---

① 枘凿 [ruì záo]：枘，即榫头。凿，即榫眼。"方枘圆凿"的略语。比喻两不相容。

② 颦蹙 [pín cù]：皱眉头。

③ 敛衽：指整理衣襟，表示恭敬。

④ 献芹：芹，喻粗劣的礼物。即自谦薄礼之意。

⑤ 勾栏：妓院。

⑥ 特豚：古代祭礼，献一牲曰特，庶人献特豚，士人献特豕。意思是普通人祭礼用豚，士人祭礼用豕。豕比豚高级。文中是指高贵。

丢下筷子随他去，车子辗转而行，并不是去景波居所的方向。于是我问车夫，车夫边加紧赶车边说：老爷到了就知道了。等到了陕西巷见景波在门口已经等待多时了，见我就说：歌妓病重，我怕你不来，所以假装说自己病了，赶快进去给治治。这时我才知是歌妓病了。到了她的寝室，很多下人守护着。掀起被子，只见头发凌乱，身体赤裸，昏不知人。用手一探，皮肤热得烫手，面目红赤，气息粗急，颠倒烦乱。提起手腕诊脉，六部都是浮数之象，每息接近七至。于是诊断为外感风热，可以用发散的办法治愈，处以防风通圣散方，去掉麻黄，加桂枝。景波争辩：芒硝、大黄都是猛峻的药，这么娇弱的身体怕是抵挡不住。我说：你对她如此情深，难怪她喜欢你。你怜惜她，所以多有顾虑，但我也不至于故意害她，有病的时候，药攻伐的是病，不会损害到身体，保证不会有问题。于是急忙派下人买药煎煮让她喝上。我嘱咐他们：三更后，应该会大汗出，口渴，不要让她喝水太多，明天病就可以好了，我先走了。

隔日下午，我办完公务回家，刚要进门。景波又派车来接，并说：歌妓的病更厉害了，请再去看看。我吓了一跳：病加重，一定是药不对症，还是请别的医生看看吧，我就不必去了。派遣来的仆人说：我家主人非常期待您去，不去，怕要责怪我。不得已随他去。到了地方，景波皱着眉头说：病重了，该怎么办呢？见患者躺在床上，盖着脸。揭开一看则满面盛装。歌妓随即起身，让手下的人都来叩头拜谢。并说：昨晚服了您开的药，三更时如梦初醒，浑身出汗，到拂晓，病全都好了。佩服您的神技，感念您的恩情，特意摆一桌酒席道谢。又怕您不来，所以撒谎。我平时就不喜欢跟这类人交往，打算说有公事推脱掉。她跪着挽留道：知道我们菜肴粗俗，与您的身份不配。然而想表达谢意的真情却千真万确。边说边要流泪。景波急忙帮腔说：喝这里的一杯水也玷污不了你的高贵，怎么这么不给情面。我也不好再推辞，跟他

《醉花窗医案》白话讲记

们喝酒吃菜，一直到四更天才结束。回到家发现包袱（旧时官员上班时常由随从背着衣包，里面装着官服、便服等几套衣服，以便随时更换）中有罗香囊一对，絮绢方巾二块。知道是这歌妓故意放在里面的。过了几天，让景波又归还给她了。

第 23 课

—

饮食伤胃

商人曹某，忘其名，豪于饮，而食量亦复兼人。夏月奔走发渴，多食生冷，遂致停滞，头痛发热，腹胀神昏。他医以为感冒，以风药散之，不效。乃迎余视。其右关坚大，右尺弦缓，并无浮象。乃曰：此饮食伤胃也，必见食作呕逆。弦者停饮之象，不去之不快也，此类伤寒①中五症之一②，视为外感，失之远矣。

---

① 类伤寒：类似伤寒的发热性疾病。《医学心悟·伤寒类伤寒辨》："伤寒者，冬令感寒之正病也；类伤寒者，与伤寒相似而实不同也。"如冬温、湿温、中寒、时行寒疫、风温、暑病、痉病、伤食、脚气等均属类伤寒范畴。

② 五症之一：《伤寒括要》类伤寒六症，一曰痰症，停痰留饮，自汗胸满，发寒热。但头不痛，项不强，与伤寒异；二曰食积，胸腹满痛。头不痛，不恶寒，不浮紧，与伤寒异；四曰脚气，足受寒湿，头痛身热，肢节作痛便闭呕逆。但脚肿痛，或枯细，与伤寒异；五曰瘀血，跌触损伤，胸胁腹痛，手不可近。但头不痛，脉不浮紧，与伤寒异；六曰内痈，发热恶寒，胸痛而咳，浊唾腥臭，右寸数大，为肺痈。小腹重痛，便数如淋，皮肤甲错，腹皮肿急，脉滑而数，为肠痈。胃脘大痛，人迎脉盛，胃脘痈也。但无头痛，项强，与伤寒异。

急以对金饮子①加大黄、槟榔等破之，二服而腹减热退。五日后来谢曰：余未病时，常有呕逆手颤疾，不知何故？告之曰：此酒积也。试服葛花解醒丸②，当必愈。曹即服之至半斤而宿疾全清矣。

对金饮子消食滞　葛花解醒去酒积

商人曹某，忘了叫什么名字，酒量大，食量也顶几个人。夏天赶路走得口渴，吃了很多生冷的东西，导致饮食停滞，出现头痛、发热、腹胀、神昏症状。别的医生认为是感冒，用发散风邪的药治疗无效。于是找我治疗。诊脉右关坚大，右尺弦缓，并无浮象。于是诊断为：饮食伤胃，一定还有见到食物就要作呕的症状。弦脉是停饮之象，不去除瘀滞病不能愈，这是五种伤寒类证之一，当作外感来看待，偏差就太大了。急忙用对金饮子加大黄、槟榔等药来破除郁结，用药两次而腹胀减发热退。五天后来向我道谢说：我还没得这病的时候，常常有恶心、手抖的毛病，不知是什么缘故？我告诉他：这是酒积证，服用葛花解醒丸，一定可以治愈。曹某用到半斤，原来的病也全都好了。

---

① 对金饮子：出自《太平惠民和剂局方·卷二》。厚朴（去皮，姜汁炙）、苍术（米泔浸一宿）、甘草（炙）各二两，陈皮（去白，炒令黄色）半斤。上为粗末。每服三钱，空心，以水一盏，姜钱二片，如茶法煎取八分，余滓重煎两度服食。治诸疾无不愈者。常服固元阳，益气，健脾进食，和胃祛痰，自然荣卫调畅，寒暑不侵。此药疗四时伤寒，极有功效。

② 葛花解醒丸：即葛花解醒汤改丸。葛花解醒汤，出自《脾胃论·卷下》。白豆蔻仁、缩砂仁、葛花各五钱（各15g），干生姜、神曲（炒黄）、泽泻、白术各二钱（各6g），橘皮（去白）、猪苓（去皮）、人参（去芦）、白茯苓各一钱五分（各4.5g），木香5分（1.5g），莲花青皮（去穰）3分（0.9g）。上药为极细末，和匀，每服三钱（9g），白汤调下。但得微汗，酒病去矣。功用：分消湿热，温中健脾。主治：饮酒太过，呕吐痰逆，心神烦乱，胸膈痞塞，手足战摇，饮食减少，小便不利。或酒积，以致口舌生疮，牙痛，泄泻，或成饮癖。

《醉花窗医案》白话讲记

第 24 课

湿热内蕴　实而误补

庚戌春，余以选拔赴廷试①。有同年张君，久雨之后，兼嗜茶饮，六月初患小便不通，数日而手足渐肿，渐至喘咳不能卧。有其同县人商于京，颇知医，告之曰：此阳虚水肿病也。少年酒色过度，精气内虚，非《金匮》肾气丸②不可。张信之，服未一两，肿愈甚，喘亦增，转侧需人，自以为不可救药矣。有同乡荐余往视，六脉俱伏，目睁睁不得合，乃曰：此谓水肿信不谬，而阳则不虚，盖由湿热相搏，水不由小便去，泛于皮肤，故作肿耳。实证而补之，焉有好处！且病即虚，而古人云：急则治其标。先消水泻肿，后补其虚，乃为正路。今以补虚为泻水，非通之，乃塞之也。命市舟车神佑丸③服之，四钱而小便泉涌，越两日而

---

① 廷试：科举时代，朝廷亲自考试，谓之廷试。

② 肾气丸：出自《金匮要略》。干地黄八两，薯蓣（即山药）、山茱萸各四两，泽泻、茯苓、牡丹皮各三两，桂枝、附子（炮）各一两。上为细末，炼蜜和丸，如梧桐子大，酒下十五丸，日再服。功用：补肾助阳。主治：肾阳不足证。腰痛脚软，身半以下常有冷感，少腹拘急，小便不利，或小便反多，入夜尤甚，阳痿早泄，舌淡而胖，脉虚弱，尺部沉细，以及痰饮，水肿，消渴，脚气，转胞等。

③ 舟车神佑丸：又名净腑丸，出自《医宗金鉴》。黑牵牛（炒）四两，大黄（酒浸）二两，甘遂（面裹煨）一两，大戟（面裹煨）一两，芫花（醋炒）一两，青皮（炒）一两，橘红一两，木香五钱，槟榔五钱，轻粉一钱，右为末，水丸，每服五分，五更白滚水下，大便痢三次为度。若一二次不通痢，次日仍服。或六分七分，渐加至一钱，若服后大便痢四，五次，或形气不支，则减其服，三分二分俱可或隔一，二，三日服一次，以愈为度。甚者忌盐酱百日。治水肿水胀，形气俱实。

肿消喘定，又命服桔半枳术丸^①半斤，而全愈矣。

湿热内蕴误用补　清热利水肿势平

　　庚戌年春季，我通过选拔参加廷试。有同年录取的张先生，由于阴雨连绵又加上喜好喝茶，在六月初患上小便不通的毛病，几日后手脚逐渐水肿，进一步出现喘咳不能平卧的症状。他有个同县人在京城经商，懂得医术，告诉他：这是阳虚水肿病。年轻人酒色过度，精气耗损，一定要用《金匮》肾气丸才可以。张先生相信了他的话，服用《金匮》肾气丸不到一两，水肿更加厉害，喘也增剧，翻身都要人扶助。自己认为病重不可救药了。有位同乡推荐找我去看。六部脉都是伏象，眼睑肿得开合都不利。于是说：这确实是水肿病，但不是阳虚，是由于湿热相搏，水不能从小便排出去，泛滥于皮肤，所以形成水肿。实证用补药怎能有痊愈的时候！并且即便是虚证，古人也说：急则治其标。也应该先消去水肿，再补其不足，才是正确的治疗顺序。现在用补虚药治疗水肿，不但不能通利，反而更淤塞了。让他买舟车神佑丸服用，用了四钱小便如泉涌，过了两天水肿消退，喘咳平定，又让他服用桔半枳术丸半斤，病得痊愈。

《醉花窗医案》白话讲记

————————

①桔半枳术丸：出自《医学入门》。橘皮、半夏、枳实各一两，白术二两，为末，荷叶煨饭，捣丸梧子大。每五六十丸，橘皮煎汤下。治饮食伤脾，停积痰饮，心胸痞闷。如食不消加神曲、麦芽，气逆加木香、白豆蔻，胃脘痛加草豆蔻，气升加沉香。

第 25 课

过饮致泻　误用提补

　　大同同年姜验熊，入京赴京兆试，与余同寓三忠祠，文酒谈宴甚相得也。秋初阴雨经旬，兼北人不耐潮湿，一日友人招饮，归来渴甚，饮水过当，越日而泻，日经数十次，颇觉困惫。乃自市补中益气汤提补之。次早，则头晕呕逆，腹痛身热，午后高卧不起。余叩其门，乃曰：今日病甚。余曰：夏月得泻疾，可去腹中糟粕，何必过计？姜乃以所服之药告。余曰：君何贸贸若此。姜曰：曾忆家君得泻疾，服此甚效，兹则增剧，实所不解。余曰：尊大人必年老气虚，中气不摄，日久滑泻，故以补中益气提之无不效者。君饮水过度，清浊不分，小便不通，水皆从大便而出，急宜疏利，乃反提之，若大便再不通，则腹鼓身肿，成大症矣。遂遣仆买胃苓丸①二两，令以姜水送之。次日而小便通，又次日而水泻止矣。

水泻误补病转重　胃苓二两姜水送

　　我的同年大同人姜验熊，到京城参加会试，跟我一起住在三忠祠，期间谈文论酒非常合得来。将要入秋的时候，连续半个多月的阴雨天，加上北方人不习惯潮湿天气，有一天朋友找

---

　　①胃苓丸：出自《世医得效方·卷五》。平胃散、五苓散（各3g）上合方，姜、枣煎汤，空心服。功用：祛湿和胃，行气利水。主治：夏秋之间，脾胃伤冷，水谷不分，泄泻不止。

他喝酒，回来后口渴得厉害，喝了很多水，第二天开始出现腹泻，每天几十次，身体非常虚弱疲倦。于是自己买来补中益气汤，想要提补止泻。第二天早晨，就出现头晕、恶心，腹痛、身热症状，等到午后已经卧床不起。我去看他，他说：今天病得厉害。我说：夏季得腹泻病，把腹中的糟粕都排出去了，有什么可以忧愁的？他把他用药的情况告诉我。我说：你怎么如此冒失？他说：记得我父亲得腹泻用这个药效果很好，这次怎么反而加剧了呢？实在是想不明白。我说：令尊年纪大，中气不足，固摄无力，时间长了出现腹泻，用补中益气汤提举中气效果当然好。您是饮水过度，清浊不分，小便不通利，水液都从大便走造成的腹泻，治疗应该是疏导分利才对，你却用升提。如果大便真的不通畅了，水无去路，就会出现腹部臌胀、身体水肿的情况，那就成大病了。于是派遣仆人买来胃苓丸二两，让他用姜水送服。第二天小便通利，再过一天腹泻止住，病也好了。

第 26 课

阴虚内热　伤脾唾血

　　同年娄丙卿，壬子捷南宫①，得庶常②，亦寓于三忠祠。素有唾血疾，人不知也。一日宵坐，其仆携汤药来饮之。因问君何病，所服何药。丙卿曰：弟有血疾，经数年矣，医药不啻百辈，竟无效。

①捷南宫：汉代尚书省称南宫，后世称应礼部试者亦曰南宫试。捷南宫，旧时礼部考试告捷。
②庶常：清代官名。以进士文学优等及善书画者担任。

昨遇医士，以为肺金受火伤，赐一方服之。虽不甚效，然尚平平无大误，弟觉病非旦夕病，故药亦无旦夕效也。余请一诊视，丙卿曰：润翁解此乎？相处不知，几交臂失之。乃伸其腕，觉六脉沉细而数，脾部尤甚，而肺部却浮短而涩，非病脉也。乃告曰：君所患为阴亏生内热，兼思虑伤脾，脾不统血，故午后有时发热，水泛为痰，或梦遗失精，怔忡惊悸，然否？丙卿曰：所言之证，无毫发差，当作何治？乃视其所服之方，则救肺饮^①也。告曰：君病在脾肾两经，与肺并无干预，果肺病，当喘咳。君不喘咳，而以紫菀、兜铃凉之，是诛伐无过也。久而肺寒气馁，则成瘵矣。此时夏令，宜常服麦味地黄丸^②。令金水相生，水升火降，血亦当少止。秋后以人参归脾丸^③摄之，不过二斤，保无病矣。丙卿乃买麦味丸服之。五日后，热退神清，唾少止，继以归脾丸。至仲秋后分手时，则血全止而无病矣。次年散馆作武邑宰，秋寄函问余，有曰：自服君药，顿去沉疴，怀念良朋，时形梦寐，每公余独坐，犹忆握腕清谈时也。余复谢焉。

唾血原本脾肾虚　诛伐无过非所宜

　　我的同年娄丙卿，壬子年通过礼部考试，被任命为庶常，

---

① 救肺饮：出自《医碥·卷六》。当归、白芍、麦冬、五味子、人参、黄芪、炙甘草、百合、款冬花、紫菀、马兜铃。治虚损劳瘵、吐血。《医学集成》有郁金。
② 麦味地黄丸：出自《体仁汇编》，录自《医部全录·卷三三一》，原名八味地黄丸。熟地黄（酒蒸）、山茱萸（酒浸，去核，取净肉）各八钱（各24g），丹皮、泽泻各二钱（各6g），白茯神（去皮、木）、山药（蒸）各四钱（各12g），五味（去梗）、麦冬（去心）各五钱（各15g），上为细末，炼蜜为丸。每日70丸，空心白汤送下；冬天酒下亦宜。功用：滋补肺肾。主治：肺肾阴虚，或喘或咳者。
③ 人参归脾丸：出自《校注妇人良方·卷二四》。人参、炒白术、炒黄芪、茯苓、龙眼肉、当归、远志、炒酸枣仁各一钱，木香、炙甘草各五分。功用：健脾养心，益气补血。主治：脾经失血少寐，发热盗汗；或思虑伤脾，不能摄血，以致妄行；或健忘怔忡，惊悸不寐；或心脾伤痛，嗜卧少食；或忧思伤脾，血虚发热；或肢体作痛，大便不调，或经候不准；或瘰疬流注，不能消散溃敛。

也住在三忠祠。平时有唾血的毛病，只是别人都不知道。有一天晚上一起闲坐，他的仆人带汤药来给他喝。问他是什么病？吃的什么药？丙卿说：我有唾血证，已经几年了，找医生不下百余人，总是无效。昨天遇到一位医生，认为是肺金受到火邪损伤引起，并给了一个方子服用。虽然效果不明显，但也没什么不良反应。我觉得这个病既然是老毛病，也就不指望药能马上见效。我要给他看看，丙卿说：您懂医？在一起相处竟然不知道，差点失之交臂。给他诊脉，见六部脉沉细而数，右侧关部主脾的部位尤其明显，而右寸主肺部位的脉却浮短而涩，不是肺金有病的脉。于是告诉他：你的问题是阴亏生内热，兼以思虑伤脾，脾不统血，所以午后有时会发热。水饮上泛为痰，或许还有梦遗失精、怔忡惊悸这些症状，是不是这样？丙卿说：你说的这些症状丝毫不差，应该怎么治疗？我看了一下，他服用的是救肺饮，于是我告诉他说：您的病在脾肾两经，与肺经没关系。如果真的是肺经病，应该有咳喘症状。现在你没咳喘的症状，却用紫菀、兜铃这些凉药，是诛伐无过的肺经。时间长了肺寒气弱，就容易成为肺痨之证。现在是夏天，应该常服麦味地黄丸，令金水相生，水升火降，唾血也应该减轻。秋后用人参归脾丸摄养，用不了二斤，保证病可以痊愈。丙卿于是买麦味地黄丸服用。五天后，热退神清，唾血证也减轻。接着用归脾丸，到仲秋后分手时，则血全止而病愈。第二年，丙卿散馆去武邑上任，秋天来信问候我，其中提到：自从用了您的药，唾血的老毛病已经痊愈，很是想念好友，常在梦中见到，每次公务闲暇独坐的时候还想起我们一起畅谈的情景。我复信感谢。

《醉花窗医案》白话讲记

第 27 课

肝气凝结而致寒疝

常少张炳堂同乡，甲寅得疝病，肾囊重坠，膀胱时作痛楚，适入值圆明园，出城门路砌以石，长数十里，行者车倾侧，车中人四肢竭力支持，多以为苦。炳翁一往返，疝痛甚，肾囊欲肿。延医视之，仓卒不暇细诘病状。因曰：肾囊肿多是湿热下陷，利水清火痛自除。炳翁于岐黄素愦愦，急服其药，痛增甚，腰胁不可屈伸。乃命余视，诊其脉象沉迟，季肋^①丸丸，直上直下。乃曰：此寒疝也，病由肝气凝结，胁下如柱，非温血养胁不可，利水清火，不增甚何为。乃为合茴香丸^②一料送之，服未一两而痛减。适有盛京视学之命，炳翁即束装出关。冬季来函，则曰：药已服完，疝不再发。余犹以温养告之云。

肝气凝结致寒疝　温经理气茴香丸

太常寺少卿张炳堂与我同乡，甲寅年得疝病，肾囊重坠，牵扯膀胱时作疼痛。又赶上要到圆明园执班，出了城门是几十里长的石子路，车子走在上面左右摆动，车里的人都用四肢用力支撑才能平稳，很是辛苦。炳堂每次往返，疝气的痛更加厉害，肾囊

---

① 季肋：即是指将腹腔进行九分法划分时，左右上腹部为季肋部。
② 茴香丸：出自《疡医大全·卷二四》。白术、白茯苓、八角（炒）、吴茱萸、荔枝核、山楂核各一两，橘核三两，枳实八钱。研细，炼蜜为丸，重一钱五分。空心细嚼一丸，姜汤送下。温经导滞，理气止痛。主寒凝肝经。

也要肿起来了。请来的医生诊查仓促，病症都没有仔细查看就说：
肾囊肿大多是湿热下陷，利水清火疼痛自除。炳堂平时对医学很
少了解，就按这医生的方子用药，用后疼痛更加厉害，腰胁都不
能屈伸。于是让我过去看，诊脉见沉迟，查季肋处挛急高耸，直
上直下。诊断为寒疝，由肝气凝结引起，胁下挛急如柱子的病症，
也是一定要温血养胁才行，反而用利水清火，不加重才怪。于是
配制了茴香丸一料送他，服用不到一两疼痛就已经减轻。药没用
完，就接到命令派他去盛京巡视学政，炳堂就出关上任去了。冬
季来信说：药已经用完，疝气没再发作。我嘱咐他继续要用些温
养的药来巩固。

第 28 课

内有积热　伤风致疟

少司成^①马介樵所狎伶人名阿二，秋后发疟疾，寒多热少，
精神困惫。介翁亦知医，云是虚寒，施桂、附补之，疟不少减，
而转寒为热，发则烦渴汗出。一日有友人在吟秀堂招饮，介翁
命呼阿二车载以来，则坐立不能自主。介翁云：今日招尔非为
侑酒，王老精于医，拟令去尔病也。阿二请安将叩头，余曰：
病体如此，何必拘拘。诊其脉，则浮而缓，沉取之，内甚实。
乃告介翁曰：疟疾是外感病，阿二内有积热，外伤于风，须先

《醉花窗医案》白话讲记

---

① 少司成：官名，主管教育类。

解其表，后清其热。用桂、附似未当，乃命服五积散^①。以桂枝易麻黄。二日疟少止，而烦渴依然，又进以桂枝白虎汤^②，十日而全清矣。后在文昌馆文宴，阿二在三庆部，晚饭后，专为余演《桂花亭》一折。情深文明，的是佳剧。后余呼之必来，虽极忙促时，必匆匆一至也。

先散积滞后清解　按部就班法分明

少司成马介樵交好的艺人叫阿二，入秋后患上疟疾，出现寒多热少，精神困惫症状。介樵也懂医，认为是虚寒证，用桂、附类药温补，疟疾的病症没减轻，反而转为热多寒少，发病的时候伴有烦渴、汗出。一日，有朋友在吟秀堂邀集大家饮酒，介樵让人用车把阿二接来，见阿二已经病得坐立都不能自主。介樵对他说：今天找你来不是陪喝酒，王老先生精通医术，想请他把你的病治好。阿二给我请安并要叩头。我说：病成这样，何必拘于礼数。诊他的脉，浮取脉缓，沉取里面很是充实。于

---

① 五积散：出自《仙授理伤续断秘方》。苍术、桔梗各二十两（各600g），枳壳、陈皮各六两（各180g），芍药、白芷、川芎、川归、甘草、肉桂、茯苓、半夏（汤泡）各三两（各90g），厚朴、干姜各四两（各120g），麻黄（去根、节）六两（180g），上除枳壳、肉桂两件外，余锉细，用慢火炒令色变，摊冷，次入枳壳、桂令匀。每服三钱（9g），水一盏半，入生姜三片，煎至一半盏，去滓，稍热服。如冷气奔冲，心、胁、脐、腹胀满刺痛，反胃呕吐，泄利清谷，及并癖癥瘕，膀胱小肠气痛，即入煨生姜三片、盐少许同煎。如伤寒时疫，头痛体疼，恶风发热，项背强痛，入葱白三寸、豉七粒同煎。若但觉恶寒，或身不甚热，肢体拘急，或手足厥冷，即入炒茱萸七粒、盐少许同煎。如寒热不调，咳嗽喘满，入枣煎服。妇人难产，入醋一合同煎服之。并不拘时候。功用：发表温里，顺气化痰，活血消积。主治：脾胃宿冷，腹胁胀痛，胸膈停痰，呕逆恶心；或外感风寒，内伤生冷，心腹痞闷，头目昏痛，肩背拘急，肢体怠惰，寒热往来，饮食不进；及妇人血气不调，心腹撮痛，经候不调，或闭不通，并宜服之。
② 桂枝白虎汤：《金匮》有白虎加桂枝汤，《张氏医通》称为桂枝白虎汤。知母六两，甘草（炙）二两，石膏一斤，粳米二合，桂（去皮）三两。治温疟。其脉如平，身无寒但热，骨节疼烦，时呕。

是告诉介樵：疟疾是外感病，他的情况是内有积热，外伤于风。治疗上须先解表邪，后清里热。用桂附类似乎不恰当。让他吃五积散去掉麻黄用桂枝。用药两天疟证稍好转，但烦渴症状没改善。又用桂枝白虎汤十天，病症全都好了。后在文昌馆文友聚会时，阿二在三庆部。晚饭后，专为我演了《桂花亭》一折。表演投入，情感真切，词句也雅致，确实是一出好戏。此后只要是我叫他来表演，就算事务再忙，他也一定要抽出时间匆匆赶来捧场。

第 29 课

阴疽发背

商人某，不知姓名，亦西人，在质库①为经纪②。秋后疽③发于背，延医治之未效也。一日其弟专车到门叩头迎余。问何病，则曰：背疽。余以医疡甚污秽，辞以不能外科，宜请专门名家治之。其弟曰：已请疡医数辈，俱曰阴症不能治，念兄弟零丁，千里投商于京，兼获利无多，倘有不测，骸骨亦难归里，请君一视以决之，必不可为，亦不怨也。余以情词哀切，至，则肺俞处，溃烂口如茶碗大，不红、不肿、不痛，肉色带青，流出粘黄水，

《醉花窗医案》白话讲记

① 质库：即当铺。

② 经纪：生意人，或买卖双方的中间人。

③ 疽：阻也。邪毒阻滞气血形成的疮肿。《灵枢·痈疽》："热气淳盛，下陷肌肤，筋髓枯，内连五脏，血气竭，当其痈下，筋骨良肉皆无余，故命曰疽。疽者，上之皮夭以坚，上如牛领之皮。"后世又分为有头疽、无头疽，此案属有头疽。生于背部的，又名发背、搭手。

非脓、非血。而病人昏昏欲睡，精神全无。余曰：疡医谓是阴症，良不谬。然转阴为阳，尚有方术，何竟无知之者。其弟急请之，余曰：此病余实不能动手，况此时外治亦无益，须建中提气，觉肿痛则有望矣。乃开补中益气汤，重用参、芪，并加桂、附、干姜命服之。越二日，其弟又来曰：家兄疽已红肿，精神顿生，饮食小进，请施外治。余辞曰：外治则吾不能，宜仍请前外科家治之，彼能动手，必无虑矣。乃延前疡医敷药去腐，凡二日一洗涤，半月后疮合而愈。

发背阴证几不治　益气托举证始平

　　某商人，不知叫什么名字，也是山西人，在当铺做经纪。秋后在背上长了一个疽疮，找医生治疗总不见好。有一天他的弟弟专门到我家来请我。问是什么病？回答说是背疽。我因这种病污秽，就推辞说不擅长外科，让他们请专职的外科医生去治。他的弟弟说：已经请过几位外科医生，都说是阴症，治不了。想我兄弟，没有别的依靠，离家千里到京城经商，获利没有多少，再遭遇不测，死后连尸骨都难回归故里。请先生去看一看，确实不能治了，我们也无怨言。我被他的情真意切感动，前往一看。患者的肺俞部位溃烂的创口有茶碗那么大，不红、不肿、不痛，肉色带青，流出黏黄水，不像脓、不像血。神志昏昏欲睡，精神全无。我说：外科医生说是阴症，确实不错。不过把阴症转为阳症，还是有办法的，这些医生怎么会都不知道？他的弟弟恳请我治。我说：我确实不精通外治手术的方法，况且病发展到现在的阶段，此时用外治的方法也起不到作用，必须用建中提气的方法，直到患者感觉肿痛了才有希望救治。于是开补中益气汤，重用参、芪，并加桂、附、干姜让他服用。过了两天，他的弟弟又来说：家兄的疽疮已经出现红肿，神志也大为好转，可以少量吃些东西，请先生施以外治。我推辞说：外治的方法我不行，应该找前面的外科医生，他们如能答应给予外治，病一定能好。于是他们请外科医生外敷药物，去除腐肉，隔一天清理一次疮口，半个月后疮口愈合。

第 30 课

风痰昏乱

里中段某之妻，年廿余，忽患昏乱，浑身颤汗，口謇不能言，腹中满闷，颠倒欲绝。其家以为祟，招女巫驱之。女巫多索粟帛，用香褚祈禳之，病不减。三日后，求余视之，诊其六脉乱动，沸如泉涌，且手足乍屈乍伸，不可把握。乃告之曰：此风痰也。少年气盛，下之则愈。乃命服祛风至宝丹①。至晚则大便出红黄秽物数筒，次早而安。又请往视，六脉俱平，神气清爽。告曰：病已去，不必服药，但避风寒，节饮食，不久痊愈。半月后酒肉来谢，余知其贫，却之。

风痰扰神神昏乱　施以祛风至宝丹

街坊段某的妻子，二十多岁。某日突然发病，神智不清，浑身颤抖多汗，口不能言，腹中满闷，行事颠倒错乱，似不能治。家里以为鬼怪作祟，找女巫驱鬼。女巫索要很多财物，燃香祈祷，

059

《醉花窗医案》白话讲记

① 祛风至宝丹：出自《奇效良方》。防风、芍药各一两半，石膏、黄芩、桔梗、熟地黄、天麻、人参、羌活、独活各一两，当归、川芎各二两半，滑石三两，甘草二两，栀子六钱，白术一两三钱，连翘、荆芥穗、薄荷、麻黄、芒硝、黄连、大黄、黄柏、全蝎、细辛各五钱。上为细末，用炼蜜为丸，如弹子大。每服一丸，细嚼，茶酒任下，临卧服。治诸风热等证。

作法禳除，病情未见减轻。

三天后，请我去看。诊脉六部脉乱动，沸如泉涌。而且手脚突伸突屈，无法控制。于是告诉他们：这是风痰证，年轻正气旺盛，用下法可以治好。于是让她服用祛风至宝丹。 到晚上大便泻下几筒红黄色的秽浊之物，第二天早上就平静了。又去看，六部脉都很平和，神气清爽。告诉他们：病已经好了，不必再用药。只是要避免感受风寒，节制饮食，过一段时间就可以痊愈。

半个月后段某拿酒肉来感谢，我知道他们家里贫困，推却没有收下。

第 31 课

产后腹痛

友人孟暄之妻，年四十余。新产后，患腹中块痛[①]。延余诊视，按其两脉实大而坚，知非吉象，而以至好，不便明言。乃聊以人参泽兰汤[②]进，服之未效。又请余治，余曰：痛不减，则药不效，请延他医视之。孟不肯，至余门者日三四次。不得已，实告曰：产后之脉，宜缓宜小，今见坚大，恐难愈也。孟曰：试再进一方，万一不愈，亦不敢怨。余曰：岂在怨不怨，但竭力经营，徒费钱无益耳。孟忧疑而去。凡更十数医，无毫发效，五十余日而殁。

---

① 块痛：《产宝》载，"产后腹有血块作痛，名曰块痛。生化汤治之。"即儿枕痛。
② 人参泽兰汤：出自《医宗金鉴·卷四八》。人参五钱，泽兰叶二钱，丹皮二钱，牛膝二钱，生地三钱，熟地五钱。加藕节五枚，水煎，冲童便服。治产后胃绝肺败，恶露不下，虚火载血上行，变黑色见于口鼻。

产后腹痛脉证逆　经治无效应预期

好朋友孟嘻的妻子，四十多岁，刚刚生过孩子，得了腹中块痛的毛病。请我去诊治，按脉见双手脉都是实大而坚之象，知道不是好征兆，但因是好友，不方便明说。勉强让她服用人参泽兰汤，用后无效。又请我治，我说：疼痛没有减轻，是用药无效，还是找其他医生看看吧。孟嘻坚持，每天都到我这里邀请三四次。没办法，告诉他实情：产后的脉象，应该是缓或是小，现在见到的是坚大的脉，怕是此病难以治愈。孟嘻说：再给调个方子，万一不好，也不敢有怨言。我说：不是怨不怨的事，就算我想尽办法，也只是浪费钱财。孟嘻半信半疑离开。后来，换了十几个医生治疗，还是没有一点效果，五十多天后患者亡故。

第32课

产后胸痛　乳儿痰疾　暴怒伤肝三案

内人之妹适武举张某之长子，产后患心胃痛。发则饮食俱绝，气促口干。其翁延人视之，皆曰虚，况产妇尤无实症，当培其气血，气血流通，则痛止。始服八珍汤[①]，继服十全大补

① 八珍汤：出自《瑞竹堂经验方·卷四》。人参、白术、白茯苓、当归、川芎、白芍药、熟地黄、甘草（炙）各一两（各30g）。每服三钱（9g），水一盏半（300毫升），加生姜五片，大枣一枚，煎至七分（200毫升），去滓，不拘时候，通口服。功用：益气补血。主治：气血两虚证。面色苍白或萎黄，头晕目眩，心悸怔忡，四肢倦怠，气短懒言，饮食减少，舌淡苔薄白，脉细弱或虚大无力。

汤^①，月余不止。乃来外家求余治。诊其左寸关脉，坚凝而涩，知为瘀血停于胸膈。乃曰：胸膈痛，非心胃痛也。发则内如针刺，口渴气喘，宜散瘀以定痛，不宜补气以益瘀也。前服多补药，何能有效？乃命服失笑散^②二剂，而痛若失。

三日后视之，则其儿始岁余，手足发热，神痴气粗，乳食不进，喉中时时如锯声，众以为惊风，延一邻媪针灸之。余曰：此痰也，针灸则益甚，必平日多置暖处，其母卧而乳之所致也。嘱服白玉饼^③数粒，至晚则下绿色粪如许，乳食进热退而安。

后返其家未逾月，乃婿忽来，下车入门，面目黑腻，胸高气喘。问系吐血疾，自言心中时时作呕，两胁刺痛发咳。来求治之。诊其脉弦而滑，乃曰：此气秘也，必有大遂事，暴怒伤肝，乃致是疾。张曰：然。余曰：曾施治否？张曰：有村医以余为阴亏，命服地黄汤，转增腹张，乃辞，而求阁下。余为开苏子降气汤，又开逍遥散方，

---

① 十全大补汤：即十全散，《传信适用方·卷二》。人参（去芦）、肉桂（去粗皮，不见火）、川芎、地黄（洗，酒蒸，焙）、茯苓（焙）、白术（焙）、甘草（炙）、黄芪（去芦）、川当归（洗，去芦）、白芍药各等分。锉为细末，每服三钱，加生姜3片，枣子2个，同煎，不拘时候温服。功用：温补气血。主治：诸虚不足，五劳七伤，不进饮食；久病虚损，时发潮热，气攻骨脊，拘急疼痛，夜梦遗精，面色萎黄，脚膝无力；一切病后气不如旧，忧愁思虑伤动血气，喘嗽中满，脾肾气弱，五心烦闷；以及疮疡不敛，妇女崩漏等。

② 失笑散：出自《近效方》，录自《经史证类备急本草·卷二二》。五灵脂、蒲黄各二钱（各6g）。上方先用酽醋一合，熬药成膏，以水一小盏，煎至七分，热呷。功用：活血祛瘀，散结止痛。主治：瘀血停滞证。产后恶露不快，腰痛，小腹如刺，时作寒热，头痛，不思饮食；亦治久有瘀血，月水不调，黄瘦不思饮食，并能治之；亦可疗心痛。

③ 白玉饼：出自《医学入门·卷八》。白附子一钱，南星一钱，滑石一钱，轻粉一钱，巴霜十九粒。上为末，面糊为丸，如绿豆大，捏作饼。治小儿腹中有癖，但饮乳嗽而生痰，及急慢惊风，痫疭，潮搐壮热，痰涎壅盛。每服三岁一丸，五岁二丸，葱汤化下。另有《山西省中成药方选辑》方。滑石、半夏、巴霜、朱砂、苦矾各一钱，神曲糊为丸，滑石为衣。

付之曰：路远病劳，归先服降气汤，气当舒，再服逍遥散，血当止，十数日保无恙，无烦再来也。张谢而去，如言服之，月余，遣人来言：主人病痊愈，恐在念，令小人先告知，有暇必衣冠来谢也。余固止之。

一家三人病不同　辨证施治皆成功

内人的妹妹，嫁给了武举人张家的大儿子。产后患心胃痛，每次发作不饮不食，气促，口干。她的公爹找人看，都说是虚证，况且产后确实很少有实证，应该补养气血，只要气血流通，疼痛就可以止住。开始时用八珍汤，接着用十全大补汤，用了一个多月疼痛不见消除。于是回娘家来找我治疗。诊脉见左寸、关脉，坚凝而涩，知道这是瘀血停滞在胸膈之象。于是说：这是胸膈痛，不是心胃痛。发作时疼痛如针刺，伴有口渴、气喘症状，应该散瘀止痛，不适合补气，会加重瘀滞。前面用的多是补药，怎能见效？让她服用失笑散二剂，疼痛就此消失。

三天后去看望他们。她的儿子一岁多，手脚发热，神情不振，气息发粗，乳食也吃不下去，喉中时时有拉锯样的响声。众人认为是惊风，请邻居一老妇人针灸。我说：孩子是痰证，用针灸怕会加重，一定是平时放在温暖的地方，母亲躺着喂奶导致的。嘱咐服用白玉饼数粒，到晚上泻下一些绿色的粪便，之后就能进乳食，热也退去，病也好了。

离去他们家不到一个月，她的女婿突然到我这里来。下车进屋，只见他面目黑腻，胸高气喘。经询问知道他得了吐血的病。自诉心中时时作呕，两胁刺痛发咳，所以前来求治。诊其脉弦而滑，于是说：这是气秘证，一定是有非常不如意的事情，暴怒伤了肝，才导致的这病。他说：是这样。我问：治过没有？他说：有村间的医生认为我是阴亏，让服地黄汤，用后反而增加了腹胀的症状，于是辞退了他，找您来治。我为他开了苏子降气汤，又开了逍遥散方，交付给他并说：路途远，往来劳累，回去先服降气汤，气息应当得以舒展，接着再服逍遥散，吐血应该就止住了，十几天就可安然无恙，不需再来回奔波。他感谢后离去，并按我说的方法用药。一个多月后，他手下人过来回报说：主人的病已经痊愈，怕您惦念，让小的先来告诉声，有空闲的时候一定郑重地亲自前来道谢。我坚决地谢绝了。

第 33 课

肝郁气逆　脉不应病

　　同谱[①]王丹文茂才[②]之父，余执子侄礼，少游江湖，权子母，工于心计，故握算持筹[③]资无少缺。晚年出资在永宁州生息，忽为典商[④]负千金，州郡控诉，未获归赵[⑤]，忧郁而病，兼家务多舛，遂得气逆症。腹满身痛，转侧不安。他医投补剂，转增剧。丹文邀余诊视，其脉多伏，惟肝部沉坚而涩，且三二至辄一息。知为肝郁，因以苏子降气汤合左金丸进，三服而气稍舒。又视之，肝部有长象，又益颠倒木金散进之，十剂后，腹减而气舒，饮食进，精神作矣。一日留晚餐，座中仍令诊之，脉息如故，余未便明言，归语家人云：三伯肝脏已绝，病恐不起。家人曰：已愈矣，何害？余曰：此脉不关此病，此病易愈，此脉不可转也，

---

① 同谱：同一家族的人。

② 茂才：即秀才。因避汉光武帝名讳，改秀为茂。明清时入府州县学的生员叫秀才，也沿称茂才。

③ 握算持筹：原指筹划，后称管理财务。汉·枚乘《七发》："孔老览观，孟子持筹而算之，万不失一。"

④ 典商：当铺商人。清代袁枚《新齐谐·烟龙》："一日果有典商来，云其子患怯症。"

⑤ 归赵：语出蔺相如完璧归赵的故事。即物归原主。

况见肝脏，必死于立春前后。家人以余故神其说，置不信，余遂北上。至冬病作，竟医药无效，于腊月廿四日终于家。余由京归，家人语其事，咸诧异焉。

人病脉不病者生　脉病人不病者死

本家王丹文秀才的父亲，按辈分称他三伯。年轻时游历江湖，开办钱庄，善于心计，生意上很少失算。晚年出资在永宁设立商号，意外被典当商人骗去千金，到州郡去告状，也没能挽回损失。由此忧郁成病，更加上当其时家中不顺心的事很多，于是得了气逆症。腹满身痛，转侧不安。别的医生给他用了补剂，病反加重。丹文请我去看。查脉多伏象，唯独左关肝主的部位沉坚而涩，且脉跳二三下会出现停歇。由此知道是肝经郁结，用苏子降气汤合左金丸让他服用，三服后气机稍有舒展。再诊，左关肝主部位脉有长象，又加颠倒木金散给他用，十剂后，腹满减轻，气机舒展，可以进食，精神振作。一天留我晚餐，席间让我再次诊脉，脉息还和原来的一样，我也不好直说。回家后跟家人说：三伯的肝脏之气已绝，再病倒将不可救治。家人说：已经好了，还有什么害怕的？我说：这种脉象跟他现在的表现不相应，表面的症状容易缓解，这种脉象却很难治疗。异常脉象见于肝主的部位，死期当在立春前后。家人认为我说得太离奇，并不相信。之后我离家北上，到冬季三伯病发，医治无效，于腊月廿四在家中病故。我从京城回来，家人告诉我这件事，都觉得不可思议。

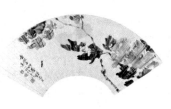

第 34 课

热郁伤暑　误用桂附

　　丙辰春，余需次^①入秦，西安守沈小梅，余内阁前辈也。时税骖^②，即召余入谳局^③，昕夕相从，蒙其奖拔，信足感也。是年至四月不雨，至于六月旱甚，大吏忧之，谋所以祈雨者，星甫年伯以八卦坛进。遂延僧道数十人讽经设醮^④。派余及州县数人监其事。小梅素壮，自是夙兴夜寐，奔走不惶，兼旱天酷暑，事务增烦，遂得热病，烦躁不安，精神昏瞀。余在雨坛未知其事，越日，小梅不来，问两首县则曰：太尊病两日矣。问何病，两县不能悉言。次候补府何保如仆从而来曰：小梅之病甚危，外似实症，内实虚寒，已进桂附理中汤，不知可获效否？因问其脉，保如以微对。余心窃以为不然。而未知形症，不敢辨也。盖小梅浙人，保如亦苏产，恐俗医误事，故延保如治之。次日，星甫惶恐而来曰：小梅病危在旦夕，昨服药后，益僵不能动，仅存余息而已。余告同人恐不至此，小梅病当是药误，急登舆而视之。至署，则阖家环泣，幕僚咸啧啧耳语。余急止之曰：病才数日，未必不可治，请一视之。其子似竹，急揖余曰：老伯

---

① 需次：候补官缺，需按次序，故候补称为需次。

② 税骖：税，通"脱"，解下。骖，独辕车所驾的三匹马。税骖，解下骖马，指休息、空闲。

③ 谳局 [yàn jú]：古代审理案件的机关。

④ 醮 [jiào]：道士设坛念经作法事。

既解此，宜施拯救，前实不知。随入视之，小梅横卧，呼之不知，面汗出如油腻，气息粗急，视其腹，浑身如赤，按之鼓甚，且鼻有血涕，两目白珠全红，口吻肿破，舌强不可卷伸。问饮食乎？曰：不食三日矣，惟饮水而嫌热。问二便乎？曰：点滴全无。诊其脉则丝毫不见，而血络棱起带紫色。乃告其家人，此实热内郁，外伤于暑。保翁误认为虚寒，投以桂、附，若再服，则九窍出血，遍体紫黑而毙矣！幸气息尚盛，虽危尚可治，勿忧也。为立一方，以大承气汤、白虎汤[1]、六一散[2]合之。其幕孙桂珊曰：南人畏大黄、石膏如鸩毒，今用至数两之多，恐虎狼之性戕人命也。余曰：病势至重，轻剂断不能达。孙曰：南人脾胃虚弱，不比北人强壮，宜少减之。余不得已请之曰：古人留石膏、大黄专为北人耶？抑为天下后世耶？君如此多疑，以为可，则进，不可，则否，余不能误人性命，急拂衣而起。其家见余言激切，急煎服之。而其子留余不使出署，越二刻许，小梅呻吟求凉水，目开而语出。家人禁其饮凉，余曰：尽饮之，无伤也。乃饮凉水两碗。刻许，而呼小便，下如血。余曰：何如？至晚，则胸腹雷鸣，下黑粪数十粒，精神渐爽。家人共喜，急告以故。次早肩舆迎余，握余手曰：蒙君再生，感激无既，前药尚可服否？余曰：一服始通，病尚未清，连服三四乃可，君何怯焉？凡五服，而病全除。数日后，小梅问余曰：大黄素实不敢沾口，今借此得愈，深为

---

① 白虎汤：出自《伤寒论》。知母六两，石膏（碎，绵裹）一斤，甘草（炙）二两，粳米六合。四味，以水一斗，煮米熟，汤成，去滓，温服一升，日三服。功用：清热生津。主阳明气分热盛。壮热面赤，烦渴引饮，汗出恶热，脉洪大有力，或滑数。

② 六一散：即益元散，出自《黄帝素问宣明论方·卷一零》。滑石六两（180g），甘草一两（30g）。为细末，每服三钱，加蜜少许，温水调下，或无蜜亦可，每日三服。或欲冷饮者，新井泉调下亦得。功用：清暑利湿。主治：a.暑湿证。身热烦渴，小便不利，或泄泻。b.膀胱湿热所致之小便赤涩淋痛及砂淋等。c.皮肤湿疹，湿疮，汗疹。

南人卖。余曰：前辈固南人，而京居十数年，脾胃亦与北人等。况医之一道，认病为先，不必存南北之见。小梅又欲服参补虚。余曰：本不虚，何容补？如参、茸能壮人，则神农、后稷，何不教人食参茸而食五谷乎？小梅拍案曰：痛快之论，得未曾有闻者。咸首肯焉。

热郁伤暑脉深伏　审症求因病得除

丙辰年春，我到秦地候补官缺，西安知府沈小梅，是我在内阁时的前辈。当时我比较空闲，于是召我到他的衙门做事，朝夕相处，承蒙奖励提拔，非常感谢。这一年，直到四月还没下雨，等到六月时干旱已经非常严重，督抚非常忧心，筹划求雨的事情，星甫年伯建议设立八卦坛。于是请了僧人、道士几十人念经施法。派我及州县当差的几个人去监管这件事。

小梅平时体格健壮，由于这个差事，早起晚睡，奔波劳累，加上干旱天热，事务繁杂，得了热病。出现烦躁不安，精神昏沉症状。我在雨坛不知道他病，隔日不见小梅来，问两个首县官员，他们说：太尊病两天了。问是什么病，他们也不知详情。等到候补知府何保如大人带着仆从过来，才听他说：小梅的病很危重，外表貌似实证，体内却是虚寒，已进桂附理中汤，不知是否能救治过来？再问他的脉象如何，保如说是微脉。我心里觉得不应该这样，但没能亲自看到患者的情况，也不敢辨别。大概，小梅是浙江人，保如也是苏州的老家，怕一般医生误事，所以请保如给他治疗。

第二天，星甫惶恐地来说：小梅病危，恐怕过不了今天了，昨天服药后，更加僵直不能行动，只剩下很少的气息了。我告诉同人恐怕还不至于到如此地步，小梅的病应该是药不对证，急忙驱车去看他。到了他的官署，见他的家人围绕着他在哭，部下也都在喷喷耳语。我急忙制止他们说：病才几天，未必就不能治，让我看看。他的儿子似竹，急忙拜见我说：老伯既然精通医道，快救救吧，以前确实不知您懂医。跟他进去看，小梅横卧床上，招呼也不知回应，脸上渗出油汗，气息粗急，看他腹部，浑身发红，按上去胀得厉害，并且鼻子上有血涕，两眼睛的白珠全都红色，口唇肿大得要破了一样，舌头强硬不能卷伸。问饮食怎么样？边上的人答：三天都没吃东西了，只是喝点水，还总是嫌热。问二便如何？答：点滴全无。诊其脉则丝毫不见，但肌表的血络棱起带紫色。于是告诉他的家人：这是实热内郁，外伤于暑。保如先生误认为虚寒，用的桂、附这类热药，如果再吃就会九窍出血，遍体紫黑，乃至死亡！幸亏气息还很壮盛，虽危重尚可救治，不用担心。给他开了一张处方：用大承气汤、白虎汤、六一散合方。他的幕僚孙桂珊说：南方人畏大黄、石膏如鸩毒，如今用至数两这么多，不怕这些药的虎狼之性伤害到人的性命？我说：病势严重，轻剂肯定不能达到预期效果。孙说：南方人脾胃虚弱，不比北方人强壮，应该减少些药量。我不得已，进一步跟他说：古人用的石膏、大黄这些用药经验专为北方人设的？还是为天下所有人和后世所有人的？您这么怀疑，认为行就用，认为不行就不用，我也不想害人性命。说完立刻起身要走。他的家人见我说得如此肯定，赶紧煎药让患者服用，他的儿子挽留我不让走出他们的官署。过了两刻钟工夫，小梅呻吟着要喝凉水，眼睛睁开可以讲话。家人不让他喝凉的，我说：尽管喝，不会有问题。于是喝了两碗凉水。再过一刻钟左右，患者说要小便，解下来的像血一样。我对他们说：怎么样？到晚上，患者胸腹雷鸣，解下黑粪数十粒，精神逐渐清爽。家人都非常高兴，急忙向他汇报了治疗的事情。

第二天早上，小梅派人用轿子接我过去，握着我的手说：承蒙您的再生之恩，无比感激，前面的药还继续用吗？我说：一服药刚起效，病还没有全好，连服三四服才行，您有什么

《醉花窗医案》白话讲记

怕的。这样吃了五服，病完全好了。几天后，小梅问我：大黄这药，若平时我一定也不敢用，现在被它治好病，深为南方得同样病的人惋惜。我说：前辈虽然是南方人，但在京城居住几十年，脾胃也跟北方人差不多了。况且医道中，认病是最重要的，不必存南方、北方的成见。小梅又要服参补虚。我说：本来不虚，补什么？如果参茸谁用都可以强壮，那么神农、后稷，为什么不让人吃参茸，却让人吃五谷呢？小梅拍案说：这观点真是听着痛快，以前都没听过。所有人也都认为此说正确。

第 35 课

发　颐

　　小梅之次媳，初秋忽患项脖肿痛，延一医视之，曰：此厥阴瘰疬[1]也。外贴膏药，内服疏肝解郁之剂，五六日来并无功效。其夫似竹延余视之，见其高肿焮红，按之坚凝，知非瘰疬。问初发时寒热否？曰：不但寒热，并带头疼，且头目眩掉，时时有汗出。按其脉，两寸浮数。乃曰：此发颐[2]病，并非瘰疬。盖

---

①瘰疬：生于颈部，在皮肉间可扪及大小不等的核块，互相串连，其中小者称瘰，大者称疬，统称瘰疬，俗称疬子颈。历代医家多认为忧思恚怒气结而成。沈金鳌说："其原由怒火风热血燥，或肝肾二经精血亏损，虚火内动，或恚怒气逆，忧思过度，风热之邪，内搏于肝，肝主筋，肝受病则筋缩累累如贯珠也。"

②发颐：是指热性病后余毒结聚于颐颌之间的急性化脓性疾病。《医宗金鉴》："此症又名汗毒，发于颐颌之间，属足阳明胃经。"其特点是颐颌之间肿胀疼痛，张口受限，全身症状明显，病势严重者常可出现内陷变证。本病相当于西医的急性化脓性腮腺炎。

内蕴积热，外伤于风，以致火郁经络，四体不舒，骨节烦痛，若作瘰疬治，失之万里矣。且贴膏敷药，势将破溃，遂至缠绵，愈且无日，急命去其膏，用通草汤洗净，投以连翘败毒饮^①，越日而痛止，再服而肿消，五日后全清矣。

发颐瘰疬病不同　连翘败毒饮可用

小梅的二儿媳，初秋季节突然脖颈肿痛。请一医生看，断为厥阴经的瘰疬。外贴膏药，内服疏肝解郁的药，五六天没有疗效。她丈夫似竹请我去看，只见病处高肿焮红，按上去坚硬如块。知道这不是瘰疬。问：开始得病的时候是否有寒热的症状？答：不但有寒热的症状，连带着还有头痛、头晕目眩，时时汗出症状。按脉见两寸部浮数。于是说：这是发颐，不是瘰疬。大概是由内蕴积热，外受风邪，导致火郁经络，四肢不舒，骨节烦痛，如按瘰疬治疗，就错得太远了。并且已经外贴膏药，肿处将要破溃，就会导致病势缠绵，病愈无期。急忙让他们把膏药除去，用通草汤洗净。服用连翘败毒饮，隔一天痛止，第二服肿消，五天后痊愈。

----

① 连翘败毒饮：出自《伤寒全生集·卷四》。连翘、山栀、羌活、玄参、薄荷、防风、柴胡、桔梗、升麻、川芎、当归、黄芩、芍药、牛蒡子。加红花同煎，水煎服。口渴，加天花粉；面肿，加白芷；项肿，加威灵仙；大便实，加大黄、穿山甲；气虚，加人参。主治：发颐。伤寒汗下不彻，邪结在耳后，或两耳下俱硬肿者。

第 36 课

胃热与脾寒

　　泾阳令周备三之岳母，并其内嫂，两代孀居，食息仰给于周。一日讞局公退，备三邀余曰：舍亲病甚，乞往视之。余随至其家，问何病，备三曰：家岳浑身发热，烦渴汗出，胸满便闭，腹中增痛。内嫂患肚腹闷胀，有时而痛，不热不渴，四肢无力，精神困倦，饮食不思。余两诊其脉，其岳母则沉而数，右关坚大，其内嫂则六部迟缓，右关尤甚。乃告之曰：二症老少悬殊，老者胃热；少者脾寒。热者宜下；寒者宜温。遂令其岳母服调胃承气汤，其内嫂服桂附理中汤[①]。备三曰：下则用芒硝、大黄，补则用肉桂、附子，二症虽殊，不该径庭若此，少缓之何如？余曰：泰水[②]病若实火内攻，缓之恐发狂疾。内嫂脾土弱极，缓之必成泄泻。急救之尚恐不及，况敢犹预。备三曰唯唯，余辞而出。过数日，问两病何如？备三曰：二病俱有小效，然未全愈。余骇曰：服硝、黄而不下，服桂、附而不振，难道热者怀铁石？寒者成痨瘵[③]耶？备三笑曰：前日之方，实恐太峻，君去后承气汤去硝、黄，理中汤去附子。谚云："当迟不当错，非药不效也。"余曰：

---

① 桂附理中汤：出自《产科发蒙·卷二》。人参三钱，炒白术三钱，炒干姜三钱，肉桂三钱，制附子三钱，炙甘草钱半。每服七钱，以水四合，煮取二合，去滓温服。功用：健脾益气，温中祛寒。主治：脾胃寒湿，妊娠腹泻。

② 泰水：岳母。

③ 痨瘵：或称肺痨，积劳损削之病。

令亲何拘之深,药病相投,如机缄之对发,过则为害,少则不及,此间分隙不容毫发,何得私意抽添。请照方服之,错则我当之,必无害也。备三乃可原方进。次日其岳母下燥粪,火退而身清矣。其内嫂腹痛递减,饮食少思。又延余往视,余曰:令岳母病已去,不必服药,唯令调摄保无虞。令内嫂则此药非十数剂不可,且须常服温中理脾诸药,方无反复,非旦夕可望也,余辞去。一月后,以宫绢酒点八物来谢,余与备三为莫逆,乃封还之。

只因老少证各异　寒热用药两重天

　　泾阳县令周备三的岳母,还有他夫人的娘家嫂子,两代孀居,日常生活都依靠周的供给。一天,从公署出来,备三邀请我说:家中亲戚病得厉害,请您去给看看。我跟他去,问是什么病,备三说:岳母浑身发热,烦渴,汗出,胸满,大便不通,并伴有腹痛。内嫂腹部闷胀,有时疼痛,不热不渴,四肢无力,精神困倦,不思饮食。我分别给他们诊脉,他岳母的脉是沉而数,右关坚大;他内嫂的脉六部迟缓,右关尤甚。于是告诉他:这两人病症不同,老者是胃热,年轻人的是脾寒。热的应该用下法;寒的应该用温法。于是让他岳母用调胃承气汤,他内嫂用桂附理中汤。备三说:下法上来就用芒硝、大黄,补法上来就用肉桂、附子,两个病虽然有区别,也不应该相差这么多,先用些和缓的药治疗看看如何?我说:您岳母的病是实火内攻,治得慢恐怕出现狂证;内嫂脾经虚弱得非常厉害,治得慢必成泄泻。这两个患者急救还怕不及时,你还怎么敢犹犹豫豫?备三答应遵从,我就告辞出来了。

　　过了几天问这两位病人怎么样了,备三说:都有些效果,但还没完全好。我吃惊地说:用硝、黄都达不到泻下的效果,

《醉花窗医案》白话讲记

① 机缄:机关开闭,指事物变化的要紧之处。

服桂、附病情也不见明显改善，难道得热病的怀里揣着烧过的铁石，得寒病的已经成了无药可救的肺痨？备三笑答：前天的方子，实在怕太峻猛，您走后，把承气汤硝、黄减量，理中汤中附子减量。俗话说："当迟不当错，非药不效也。"我说：您对您的亲属的病太紧张，影响了你的判断力，施药治病，就像控制机关一样，过度可以造成伤害，力度不够也不能达到目的，这中间对度的把握是精细如毫发的，您怎么按自己的意思随意增减药量？请照方用药，出了问题算我的，保证不给你找麻烦。这样备三才用原方去治疗。第二天，他岳母泻下一些燥粪，火热的症状消退，身体也清爽了。他的内嫂腹痛也逐渐减轻，可以少量饮食。后来，又请我去复查后，我说：您岳母的病已经好了，不必再用药，只要注意调养肯定就没问题了。而您的内嫂的病不用十几剂是不行的，并且平时要多用些理脾温中的药，才能不复发，不是朝夕就可痊愈的病症。之后告辞离开。一个月后，备三拿了宫绢、酒点等东西来感谢。我跟他是莫逆之交，于是又原封不动地归还给了他。

第 37 课

思虑伤脾　痰扰心包

备三之夫人，工诗善画，刺绣尤冠一时，人亦风流自喜，词辩滔滔。余在备三处闲谈，诸寅①作斗叶之戏②，余不喜此事

---

① 诸寅：寅，同僚。诸寅，诸位同僚。

② 斗叶之戏：叶，指纸牌，一种纸牌游戏。

作壁上观，晚餐甫设，有媪自内出，启备三曰：太太不知何故，忽患心烦发呕，坐卧不安，闻王大老善医，急请入视。余偕备三入，则二婢扶坐，粉汗淫淫，作捧心状。急诊其脉，脾部细弱，左寸滑数特甚。乃曰：夫人所患是脾虚停痰症也。盖由思虑伤脾，饮食不化，平日必有健忘惊悸之疾。此时痰涎绕心包络，故烦呕交作。须先清其痰，后理其脾。清痰须用莲子清心饮^①，理脾须用人参归脾丸。病以渐来，亦以渐去，旦夕难全愈也。乃先以清心饮投之，二日而烦呕止。再进归脾汤，十日而四视之，病若失矣。

思虑伤脾脾生痰　莲子清心病渐痊

周备三的夫人，工诗善画，尤其刺绣在当时可称高手，她也很得意于自己的文采才艺，说起话来能言善辩。我在备三那里闲谈，各位同僚做一种纸牌游戏，我不喜欢这个，所以只是旁观。晚餐准备好的时候有女仆从里面出来，跟备三说：夫人不知什么缘故，突然觉得心烦欲呕，坐卧不安，听说王先生精通医术，赶紧请去看看。我跟备三进去，见夫人由两个婢女搀扶着坐在那里，脸上很多汗，手捧着心的部位。急忙诊脉，见右侧关部脾脉细弱，左寸心部滑数得厉害。于是说：夫人得的病是脾虚停痰症。大概是由于思虑伤脾，饮食不化而来，平时

① 莲子清心饮：出自《太平惠民和剂局方·卷五》。黄芩、麦门冬（去心）、地骨皮、车前子、甘草（炙）各半两（各10g），石莲肉（去心）、白茯苓、黄芪（蜜炙）、人参各七两半（各15g）。上锉末，每三钱，水一盏半，煎取八分，去滓，水中沉冷，空心，食前服。发热加柴胡、薄荷煎。功用：清心火，益气阴，止淋浊。主治：心中蓄积，时常烦躁，因而思虑劳力，忧愁抑郁，是致小便白浊，或有沙膜，夜梦走泄，遗沥涩痛，便赤如血，或因酒色过度，上盛下虚，心火炎上，肺金受克，口舌干燥，渐成消渴，睡卧不安，四肢倦怠，男子五淋，妇人带下赤白；及病后气不收敛，阳浮于外，五心烦热。药性温平，不冷不热，常服清心养神，秘精补虚，滋润肠胃，调顺血气。

《醉花窗医案》白话讲记

一定有健忘、惊悸的症状。现在的情况是痰涎侵扰了心包络，所以烦、呕交替出现。必须先清痰，之后再调理脾。清痰要用莲子清心饮，理脾须用人参归脾丸。病是逐渐形成的，也要逐渐才能治愈，不是短时间能好的。于是先用莲子清心饮，二日后烦、呕症状消失。接着再用人参归脾汤。十天内去诊查了四次，病症基本上消失了。

第 38 课

气郁喘嗽

典史①宋晓岚，同乡也。丙辰春，与余同携眷入秦。将至临潼，其孙女甫周岁，坐车为雨泥所滑，女失手坠车下，轮碾其腹，顷刻而毙，亦气数也。其媳以恸女故，日切悲哀，兼介人安土重迁，乡思颇切，晓岚尤吝于财，虽宦游而饮食衣服，不遂妇愿。至夏忽患胸胁大痛，喘嗽不宁，饮食俱减。晓岚来求治余，诊其左脉弦而牢，右寸坚而滑②，知为气郁，乃以左金丸合颠倒木金散进。二服后，吐痰涎数碗，再视之，则左少软，而右亦渐乎矣。因以逍遥散加木香、青皮等叠进之，半月后始就平复。因劝晓岚曰：儿女情怀，须少宽假。前日之病，久则成癫，若不去其痰，遥遥千里，携带而来，竟成废人，不悔之甚乎？晓岚遵之，辞色稍温，三月后，如居故土矣。

---

① 典史：官名，掌管文书收发事务。
② 左脉弦而牢，右寸坚而滑：左关部主肝，弦主气郁；右寸主肺，滑主痰。气郁痰结，理气求本。

悲哀气郁成喘嗽　左金颠倒木金散

典史宋晓岚，与我是同乡。丙辰年春季，与我一同带着家眷到陕西任职。快要走到临潼，他的孙女刚满周岁，坐的车因为雨天路滑，这孩子没扶住掉到车下，车轮从她的腹部碾过去，当时就压死了，也算是气数本该如此吧。

他的儿媳每日因女儿的死亡悲痛伤心，更加上介休人故土难离，思乡心切。晓岚这个人又吝惜钱财，虽然当官，饮食、服饰方面，也不能随她心愿。等到夏季突发胸胁剧烈疼痛，咳嗽不止，饮食减少的病。晓岚来请求我去诊治，诊脉见她左脉弦而牢，右寸坚而滑，知道是气郁，于是用左金丸合颠倒木金散治疗。二服后，吐痰涎数碗。再诊，脉象左侧稍见柔软，右手脉也渐和缓。因此用逍遥散加木香、青皮等继续治疗，半月后才基本恢复正常。于是我趁机劝了晓岚几句：对儿女们的心思，还是宽容体量些的好。前面儿媳的病，拖延日久有可能转为癫证，如不去除她的痰涎从而把病治好，从千里之外带过来，竟然成为废人，你难道不会后悔？晓岚听了我的劝告，对待儿女的态度也温和些，三个月后，儿媳住在秦地也跟在老家时一样了。

第 39 课

劳倦失眠　脉坏难治

商州牧赵笏山同乡，崞县人。以进士宰秦中，所至有政声，丙辰夏，以天旱祈雨，夜作早兴，又商地皆山，每祷出入崎岖甚苦。秋末忽病，商僻地少医，遣干仆入省，求余往治。余以需次人，不敢私出省，同乡武芝田观察[①]，言于抚军[②]吴仲容先生，乃治任随之，越秦岭而视焉。至其署，笏山尚危坐，议论风生。问何病？曰：夜不瞑目者廿日矣。问何所苦？则曰：胸满气急，饮食不思。茶后诊之，六脉俱形沉数，而右关毫无神气，乍沉乍浮，乍缓乍急，且三至而一息。余以脉非吉象，不便明言，乃曰：君所患为心火上炎，心肾不交故也。急滋阴以壮水，则得寐。笏山急索一方，乃以地黄汤[③]加生地、桔梗进之。药下二刻，倦而就枕，沉沉酣睡，晨钟动方起。请余入曰：真仙丹也。前屡服天王补心丹[④]，以为睡觉良药，而竟不寐。今服君药，彻夜常眠，披衣而起，如释重负，弟病虽危，有阁下神手当无恐也。再诊之，脉似稍起，而右关依然。乃进七味都气汤[⑤]，又开香砂六君汤敷衍之。亟欲归省，而笏山再三款留，不得已为延三日。临行笏山食亦少进，起坐颇自如，嘱余笔论其病，余乃书曰：金水不生，

① 观察：清代通称道员为观察。

② 抚军：即巡抚。

③ 地黄汤：即六味地黄丸改汤，出自《小儿药证直诀·卷下》。熟地黄八钱、山萸肉、干山药各四钱，泽泻、牡丹皮、茯苓（去皮）各三钱。上为末，炼蜜为丸，如梧桐子大。空心温水化下三丸。功用：滋阴补肾。主治：肝肾阴虚证。腰膝酸软，头晕目眩，耳鸣耳聋，盗汗，遗精，消渴，骨蒸潮热，手足心热，口燥咽干，牙齿动摇，足跟作痛，小便淋沥，以及小儿囟门不合，舌红少苔，脉沉细数。

④ 天王补心丹：出自《校注妇人良方·卷六》。人参（去芦）、茯苓、玄参、丹参、桔梗、远志各五钱，当归（酒浸）、五味子、麦门冬（去心）、天门冬、柏子仁、酸枣仁（炒）各一两，生地黄四两。上为末，炼蜜为丸，如梧桐子大，用朱砂为衣，每服二三十丸，临卧，竹叶煎汤送下。功用：滋阴清热，养血安神。主治：阴虚血少，神志不安证。心悸怔忡，虚烦失眠，神疲健忘，或梦遗，手足心热，口舌生疮，大便干结，舌红少苔，脉细数。

⑤ 七味都气汤：出自《症因脉治·卷三》。又名都气丸、都丸，由六味地黄丸加五味子二钱而成，其功效为滋阴补肾纳气。张璐有云，都丸，治肾气不固，咳嗽滑精。

脾胃枯竭，室欲惜精，少思淡食，一阳始生，病将自绝①。笏山铭之。余归途无事，戏作挽联云："越秦岭而视君，愧余寡术。牧商山而怀古，想尔同仙。"入省后，芝田问笏山之病何如？余曰：必不起！曰：何故？曰：脉已败坏，焉得不死？因告以已作挽联，同人皆笑，芝田阴为料理身后，至十一月二十四日殁于署。其弟来省交代，余即书前联挽之，并道及论病数语。其弟憬然②曰：阁下何神哉！叩头而去，扶柩归焉。

阴虚失眠虽治愈　脉坏终于难保身

商州知州赵笏山是我同乡，崞县人。以进士出身到陕西做官，所到之处颇有政绩。丙辰年夏季，赵笏山因天旱组织求雨，早出晚归，又加上当地多山，每次活动道路崎岖难行，非常辛苦。秋末突然得病，商州地处偏僻，缺少医生，派亲信到省城请我前去诊治。我因是候补官员，不敢私自出省，同乡武芝田观察把这件事跟巡抚吴仲容先生做了汇报，才准许我随他们翻越秦岭去诊治。到了他的公署，笏山端坐那里，言语清晰有序。问是什么病？答：二十天晚上没合眼了。问他有什么不适？答：胸满、气急，不思饮食。喝过茶给他诊脉，见六部脉都表现为沉数之象，但右关部没有一点神气，乍沉乍浮，乍缓乍急，且三至有一停息。我因为这种脉象不是好的征兆，所以不好直接告诉他，只是说：您所患的病症是心火上炎，心肾不交引起的。

079

① 金水不生，脾胃枯竭，室欲惜精，少思淡食，一阳始生，病将自绝：肺属金，肾属水，金能生水为常，今金不能相生则真阴亏耗，虚火妄动，故脉见沉数，且不寐。治以地黄丸、都气丸。脉见"右关部毫无神气，乍沉乍浮，乍缓乍急，且三至而一息"，右关部主脾胃，无神则死，故诊为脾胃枯竭，虽用香砂六君子也仅作权宜之用。减少房事珍惜真精是保肾，少思虑清淡饮食是护脾胃。若得一线生机，病还有望，也只是安慰之语。
② 憬然：惊悟的样子。

《醉花窗医案》白话讲记

应赶快滋养肾阴，睡眠就可以改善了。筠山让给出个方子，于是用地黄汤加生地、桔梗。药服下去半小时左右，筠山就觉得困倦，躺下就睡着了，清晨才醒。筠山请我去说：真是仙丹，以前吃了很多次天王补心丹，认为是治疗失眠的良药，却不起效。这次用您的药，睡了一整夜，醒来的时候，身上轻松了很多。我的病虽然严重，有您在也不用怕了。再诊脉，脉好像稍有起色，但右关还是原来的样子。让他吃七味都气汤，又开香砂六君子汤勉强应对。等到要回省城时，筠山再三挽留，不得已又停留了三天。临走的时候，筠山可以少量饮食，起卧也比较正常。嘱咐我把他的病理记录下来，于是我写到：金水不生，脾胃枯竭，室欲惜精，少思淡食，一阳始生，病将自绝。筠山将所书收下收藏。我回来的路上没别的事，随性做一挽联："越秦岭而视君，愧余寡术。牧商山而怀古，想尔同仙。"到了省城后，芝田问筠山的病怎么样？我说：肯定不行了！再问怎么回事？我说：脉已败坏，怎能不死？并告诉他挽联都做了的事情，同人们都觉可笑，芝田私下为筠山料理身后事情。到十一月二十四日筠山死于公署。他的弟弟来省城交代后事，我就用前面写好的挽联祭奠他，并简单地把他的病情说了一下。他的弟弟吃惊地说：阁下太神了！叩头离去。然后护送筠山的灵柩回了老家。

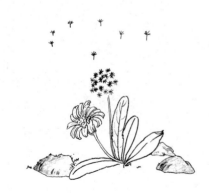

第 40 课

气郁吐逆

同乡张文泉司马[1]，于余为同谱弟[2]，丙辰春，先后入秦需次，公余则酒宴过从，其戚乔其亦介人，为楚郧阳府经[3]，以提饷来秦，馆于文泉之室，文泉厚遇之。而乔鄙甚，饮食之外索洋烟，洋烟之外索衣服。又索小费。文泉稍拂之，则裂眦负气。久而不堪其扰，拟遣之去，又以军饷未齐，迟迟两月，临行诟谇[4]百端，几乎握拳相向。文泉素讷于言，不能发泄，心甚恚之。一日由咸宁过余，余留晚餐，言次文泉含泪欲滴，余劝以不仁之人无可计较，既去矣，置之可也。文泉归馆，则气急腹痛，呕吐大作。急遣车邀余，至则痰涎溢地，犹张口作吐状，汗出如流，面带青色。诊之，则六脉俱伏。乃日：此气郁而逆也，甚则发厥，急命捣生姜汁半碗灌之，刻许而吐定，然胸腹闷乱，转侧难安。

《醉花窗医案》白话讲记

---

① 司马：官名，掌管军事相关事务。

② 于余为同谱弟：作者王堉如何与张文泉为同谱？存疑。

③ 府经：府经厅或府经历的简称，掌知府衙门的文书工作。

④ 诟谇：辱骂、责骂。

乃以越鞠丸①合顺气汤②进之，至天明而腹舒，仍命服顺气汤，三日而愈。

气郁上逆吐不休　越鞠顺气解其忧

同乡张文泉司马，跟我是同族的兄弟。丙辰年春季，与我先后到秦地任职，公务之余常在一起喝酒。他的亲戚乔其也是介休县人，在湖北郧阳府担任府经历的职务，因筹集粮饷的事务来陕西，住在文泉家里，文泉盛情款待他。但乔其这人秉性不良，饮食以外还索要洋烟，洋烟之外还索要衣服，又索取零花钱。文泉稍有违逆他的意愿，就瞪眼生气。时间一长不堪其扰，想打发走他，又因军饷没有集齐，拖延了有两个月，临走还说了很多辱骂的话，差点就要动手。文泉平素不善言辞，无法当面讲理争辩，心中却很恼怒。

一天，文泉从咸宁过来看我，留他晚餐，谈论中气得含泪欲滴，我劝他别跟这种不仁义的人计较，既然走了，忘掉就是了。文泉回到住地，突发气急腹痛，呕吐大作之症。急忙派车来接我。到后，只见他已吐的满地都是痰涎，还在张口要吐，大汗淋漓，脸色发青。诊脉见六部脉都是伏象。于是说：这是气郁上逆，严重的还可导致厥证。急忙让他们捣生姜汁半碗，给他喝下去，一刻钟左右呕吐才有减轻，然而胸腹闷乱，转侧难安。于是又开了越鞠丸合顺气汤，让他服用。到天亮的时候腹部方

---

① 越鞠丸：出自《丹溪心法·卷三》。香附、川芎、苍术、神曲、栀子、各等分。共为细末，水泛为丸，如绿豆大。功用：行气解郁。主治：六郁证。胸膈痞闷，胁腹胀痛或刺痛，吞酸嘈杂，嗳气呕恶，饮食不消等。

② 顺气汤：出自《圣济总录》。厚朴（去粗皮，生姜汁炙）一两，陈橘皮（汤浸去白，焙）一两，白术一两，半夏（汤洗七遍，焙）一两，干姜（炮）半两，柴胡（去苗）半两，甘草（炙）半两。每服三钱匕，水一盏，加生姜三片，大枣二枚（擘破），煎至7分，去滓，食前温服。治壮阳明胃疟，支满腹大；胃气虚冷，腹胁胀满，痰逆，不思饮食。同名方很多，此方与本案病症稍合，录之以作参考。

觉舒适。让他继续吃顺气汤，三天后痊愈。

第 41 课

阴虚血弱　胃绝难医

　　邻人刘锡庆，商于楚，年三十余无子，父母共忧之。娶妻数年，百方调补终莫效。一日刘忽患腹痛，邀余往视。众以为霍乱，服藿香正气散不效。诊其六脉沉弱，知为阴虚。因曰：君腹痛必喜按[①]，且时作时止，非常病也，且痛发必在脐下。刘曰：然。乃投以七味都气汤加肉桂二钱，两服而痛止。归后家人问其病，余曰：此阴虚血弱，腹痛易治，惟两尺细仅如丝，毫无胃气[②]，恐命之不久也。越年许，余自京师归，已于数月前，以瘵终矣。刘本孤子，家极贫，以刘贾少裕，刘殁后双亲衰独，抚养无人，兼两餐不继。见者皆恻恻云。

阴虚血弱病腹痛　尺无胃气命难长

　　邻居刘锡庆，在楚地行商，三十多岁还没孩子，父母都很担忧。娶妻几年，多方调补也没效果。一天，刘突然腹痛，请我去看。大家以为这种突发腹痛是霍乱，让他吃了藿香正气散没见效。诊脉见六部沉弱，知道这是阴虚。所以说：你的腹痛一定是喜按，

---

① 喜按：中医病症名，指腹部疼痛时因按压而缓减，属里虚症。

② 胃气：和缓流利的脉象称为有胃气。《素问·玉机真脏论》："脉弱以滑，是有胃气。"《素问·平人气象论》："平人之常气禀于胃，胃者，平人之常气也。人无胃气曰逆，逆者死。""所谓无胃气者，但得真脏脉，不得胃气也。"本案中尺部肾主部位脉无胃气，是人身根本不固，失去后天补养，故断为命难长久。

083

《醉花窗医案》白话讲记

并且时发时止，不是持续性的，痛的部位也在脐下。刘答：是这样。于是处以七味都气汤加肉桂二钱，吃了两服疼痛消失。我回到家，家人问他的病，我说：这个病是阴虚血弱证，腹痛很容易治疗。只是他的两尺脉细仅如丝，毫无胃气，怕是命难长久。隔了一年多，我从京城回来，刘姓已经于数月前因虚劳病亡故了。刘家就这一个孩子，由于他经商赢利很少，所以家境非常贫困，刘死后他的双亲也没有人赡养，连吃饭都是问题了。见到的人都觉得他们可怜。

第 42 课

寒湿下注　关节疼痛

　　介之罗王庄张冠英，家称小有，继娶吾里中李姓女。得腿病，骨节痛楚，不可屈伸，且时作肿，卧床已半年矣。延医视之，或以为下痿，用虎潜丸[①]补之；或以为瘫痪，用续命汤[②]散之。

　　① 虎潜丸：出自《丹溪心法·卷三》。黄柏（酒炒）半斤，龟板（酒炙）四两，知母（酒炒）二两，熟地黄、陈皮、白芍（各二两），锁阳（一两半），虎骨（炙）一两，干姜半两，上为末，酒糊丸，或粥丸。一方加金箔一片，一方用生地黄。懒言语者，加山药。加炒酒知母、炙龟板各等分，干姜三分之一，酒糊丸，名补血丸。一方无干姜。冬月方，加有当归一两半，熟地黄比前多一两，余同。功用：滋阴降火，强筋壮骨。主治：肝肾阴虚，精血不足，筋骨软弱，腿足消瘦，行走无力，舌红少苔，脉虚弱，现用于脊髓灰质炎后遗症，慢性关节炎，中风后遗症而属肝肾不足者。

　　② 续命汤：出自《小品方》，录自《备急千金要方·卷八》。麻黄、防己、人参、黄芩、桂心、甘草、芍药、川芎、杏仁各一两（30g），附子一枚（15g），防风一两半（45g），生姜五两（150g），以水一斗二升，先煮麻黄二沸，去沫，纳诸药，煮取三升，分三服，甚良；不愈，更合三四剂，必佳。取汗随人风轻重虚实也。诸风服之皆验，不令人虚。治中风痱，身体不能自收，口不能言，冒昧不知痛处，或拘急，不得转侧。

皆不效。其内弟请余往治。余诊六脉缓大。告之曰：既非下痿，亦非瘫痪。所患乃寒湿下注，关节不灵，肿痛必在关节。病虽久，可治也。乃先进羌活胜湿汤加牛膝、防己以疏利之。三服后，杖而能起。又往视之，投以五苓理中汤^①，四服后，肿痛全消。意不愿服药。余曰：湿气未清，恐将复作，不如多服，以免后患。张听之，服药二十余剂，乃以酒肉来谢。余告以谨避风寒湿气。相隔十余年，余见于其戚家席上，称健步焉。

寒湿下注关节痛　羌活胜湿愈此病

介休县罗王庄的张冠英，家境比较富裕，续娶我们乡里的李姓女。得腿病，骨节痛楚，不能屈伸，且时作肿，卧床已半年。找大夫看，有的以为是下肢痿证，用虎潜丸补之；有的以为是瘫痪，用续命汤疏散。都没效果。他内弟请我去看。诊脉见六部脉缓大。告诉他们说：既不是下肢痿症，也不是瘫痪。这种情况是寒湿下注，关节运动不灵，肿痛一定在关节处。病虽然时间长，还是可以救治的。处以羌活胜湿汤加牛膝、防己，用以疏利。三服后，拄着拐杖可以站起来。又去诊查后，处以五苓理中汤，四服后，肿痛全消。他本意是不想再吃药。我说：湿气没有完全清除，停药怕是还要复发，不如继续多吃些，以免后患。张遵从我的意见，又服药二十多剂。后携带酒肉来道谢，我嘱咐他一定要谨慎，避免再受风寒湿气。十几年以后，我在他亲戚家的宴席上遇到他，他说腿病已经完全康复。

085

《醉花窗医案》白话讲记

---

① 五苓理中汤：五苓散与理中汤合方。

第43课

肝郁气结　土败难愈

　　里中田大授，家少裕，而年老无子，妻悍不敢置妾，后以失业窘于财，郁而为病。城中有老医名荣同者，田素信之，请其诊视。荣曰：风寒外感也，散之不效。又视之曰年老气虚也，补之益甚。荣穷于术，乃邀余治。诊其肝脉滑数，脾部见弦急，且三至一息。乃曰：君所患为肝气郁结，木来侮土①，土已败矣。病可小愈，命不可保也。田似嫌其唐突，请示一方，余以逍遥散合左金丸进之。数服而病减，进饮食矣。又请视之，诊其肝脉稍长，而脾脉如故。知不能愈，乃以逍遥散敷衍之。半月，精神爽健，出入游行。值村中演优戏，相见于庙庑，告余曰：病已全除，当无恐。余曰：脉至不息方可。后半年，余赴都，及来春归，询之，已欹殁数月矣。

右关脉结脾已败　后天一失命必亡

　　我的同乡田大授，家境比较殷实，但是年纪很大了还没有儿子，因为妻子性格强悍，他不敢纳妾。后来又因失业收入减少，郁闷成病。城里有位老医生叫荣同。田大授平时很信任他，就请他诊视。荣说是外感风寒，使用疏散的方法治疗却不见效。第二次诊断为年老气虚，用滋补的方法治疗，病情进一步加重。

---

　　① 木来侮土：正常状态下，木可以克制土，维持一种动态的平衡。木过于克制土而为病，谓之乘，若土盛反克制木才谓之侮。此侮为误。

荣没办法了，于是找我去看。诊脉见左关肝脉滑数，右关脾部弦急，且跳动三次就有一次停歇。我就告诉他：先生的病是肝气郁结，肝木乘脾土，脾土已经到了衰败的地步。治疗可以改善症状，但有性命之忧。田似乎嫌弃我的说法太过唐突，让我出个方子。我就处以逍遥散合左金丸让他用。吃了几服病症有所减轻，饮食增加。再诊，肝脉稍微改善，脾脉还是原来的样子。知道他的病不可能治好，就用逍遥散来应付病情。半月后，精神爽健，出入自如。后来，正逢村中演戏，在戏台的走廊上遇到，他跟我说病已经全好了，应该没事。我说：脉一定恢复到没有停歇才可以说痊愈。

半年后，我去京城，次年春天回来，询问他的情况，才知道已经亡故几个月了。

第 44 课

肠有蓄水　小便不出

甲寅春，余内阁供职时，以军饷浩繁，开钱铢例赠附生，并准捐教，以京铢二贯抵银一两。砚友宋懋之，名敏德。以附生入都捐训导，一切余为经纪，宋甚德之，上兑^①后，宋日邀余游观。

一日归来，宋忽小便不出，兼腹痛。疑是感寒，忌生冷者数日，病仍不减。乃邀余治。诊其六脉俱弦，两尺尤甚。乃曰：此蓄水也，

《醉花窗医案》白话讲记

---

① 上兑：这里指交纳捐官的银两。

利之可愈。投以五苓散①加木通四钱，两刻许，小便泉涌，腹颇舒泰。越日再诊，左尺平，而右尺仍弦。乃曰：小肠之水已除，大肠之水尚在，不去之，恐召湿作泻，又以胃苓汤②去肉桂加砂仁等进。服药后，宋寓居客店酣睡，劳不自觉，天明始醒，而被褥粪秽粘染殆遍，急呼人湔涤之。觉腹中馁甚，自此食量兼人，颇称壮健。归来至家，已选安邑校官矣。安乃广文极优之席，到任后寄谢余曰：既蒙除去宿疾，又蒙经理得此官。感激之忱，铭于肌骨。而宋赋性鄙琐特甚，余见时尚酬应，余则寅友亲戚较锱铢如性命，不数年竟以大计失官。所积金，往来蒲洛作龊贾，兹闻以疫疾，殁于茅津渡。所获赀财，皆为他人赚去。贪鄙悭吝之骨，安能富厚终哉！因忆其病，故并志之。

肠中蓄水小便闭　温阳化气尿始通

　　甲寅年春季，我在内阁任职的时候，由于军饷缺口数额浩大，为朝廷捐赠军需者可获赠附学生员的身份，同时准许捐教职，两贯京师铜钱折算纹银一两。文友宋敏德，字懋之，以附学生

---

① 五苓散：出自《伤寒论》。猪苓（去皮）十八铢，泽泻一两六铢，白术十八铢，茯苓十八铢，桂枝（去皮）半两。上五味，捣为散，以白饮和服方寸匕，日三服。多饮暖水，汗出愈。如法将息。功用：利水渗湿，温阳化气。主治：a.蓄水诸证。小便不利，头痛微热，烦渴欲饮，甚则水入即吐，舌苔白，脉浮。b.水湿内停证。水肿，泄泻，小便不利，以及霍乱等。c.痰饮 脐下动悸，吐涎沫而头眩，或短气而咳。
② 胃苓汤：出自《世医得效方·卷五》。苍术（泔浸）八钱，陈皮五钱，厚朴（姜制）五钱，甘草（蜜炙）三钱，泽泻二钱五分，猪苓一钱半，赤茯苓（去皮）一钱半 白术一钱半 肉桂一钱。每服一两，以水二盅，加生姜三片，大枣二枚，炒盐一捻，煎八分，食前温服。口渴者，去肉桂。治脾湿过盛，浮肿泄泻，呕吐黄疸，小便不利。小便癃闭，大便飧泄，濡泻。夏秋之间，脾胃伤冷，水谷不分，泄泻不止。沉冷证小便不利，及胃虚不和，早晨心腹痛。阴囊肿，状如水晶，时痛时痒出水，小腹按之作声，小便频数，脉迟缓。脾胃受湿，呕吐泄泻。黄疸。阴水。中暑挟食不消，吐泻腹痛。饮食停积，浮肿泄泻。

员身份捐得掌管县学的训导一职，这一切都经我操办，宋很是感激。事务都办理完成后，宋每天邀请我到处游玩。

一天游览回来，宋突然出现小便难以排出的病症，兼有腹痛。怀疑是感受了寒气，忌了几天生冷的食物，病还是不见减轻，于是邀请我去诊治。诊他的六部脉都为弦象，两尺部尤其明显。于是说：这是蓄水证，用利水的方法可以治愈。处方用五苓散加木通四钱。过了两刻钟工夫，小便像涌泉一样流出，腹部也觉舒服。隔日再诊，左侧的尺部已经正常，右侧尺部还有些弦象。于是说：小肠经的水已经去除，大肠经的水还有，不全部去除，怕感召湿气形成腹泻。又用胃苓汤去肉桂加砂仁等药让他服用。用药后，宋在客店睡去，由于身体劳倦，到天亮才醒，睡中排泄屎尿也不自知，把被褥都污染了，急忙找人清洗。觉得肚子非常饥饿，从此以后饭量大增，身体也变得健壮起来。宋病好后回到家，得知自己已被选为安邑县学教官。这个职务待遇优厚，他到任后来信感谢我说：承蒙您治愈我的病，并且谋得现在的官职，感激之情，刻骨铭心。这位宋先生的秉性吝啬，对我还能勉强应承，对其他的亲友则斤斤计较，没几年就在朝廷考评中丢了官职。用积蓄的钱财做了往来于蒲州、洛阳之间的盐商。听说后来得疫病，死在了茅津渡，所获财物，都被别人骗去了。贪婪粗俗又吝啬的天性，哪里能终生享有财富。因想起给他治过病，所以把他的故事也一起记录下来。

《醉花窗医案》白话讲记

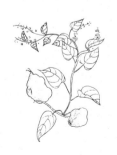

第45课

子痫

　　丁未戊申间，余与诸窗友伴读于里中文庙。有窗友燕君名受祯宽于量，而艰于读，年近三旬，文笔尚未清，故屡试蹶焉。夏间其继室患发热，医药数进，热如故。乃邀余治。诊其六脉沉数，右尺偏旺。余曰：此阴火大动也，不但发热，兼苦头晕。视其方，则所服皆四物类也。乃投以知柏地黄汤，三服而热除。越三月，忽痫疾发，手足反张，昏不知人，痰涎壅结。其里有郭医，以半身不遂治之，药数进而痫发如故。不得已，邀余治。至其家，人适清醒，急诊其脉，则少阴动甚[1]，右寸滑大。乃告之曰：此喜事也。按之而散，胎必三月，其妻红涨于面，首肯之。燕曰：既是胎，何得痫疾？余曰：阴火内甚，胎必不安。壅而生痰，流连肺管，故发则气晕昏倒耳。医书谓之子痫[2]，治之极易。今郭某以半身不遂治之，岂有少年妇人而半身不遂者？乃命服

---

①　少阴动甚：《医碥·卷之五·四诊·切脉·胎孕脉》中记载《经》曰：妇人手少阴动甚者，妊子也。（少阴脉指神门言，今则诊于左寸矣。）动甚，流利滑动也。（旧说谓心生血，血旺故能胎。按手少阴，全元起作足少阴，谓太溪脉，《准绳》从之。）阴搏阳别（旧注谓阴尺阳寸，尺脉搏手与寸殊别，《准绳》从之），谓之有子。

②　子痫：妊娠晚期或临产时或新产后，眩晕头痛，突然昏不知人，两目上视，手足抽搐，全身强直，少顷即醒，醒后复发，甚至昏迷不醒者，称为"子痫"，又称"妊娠痫证"。该病是由先兆子痫症状和体征加剧发展而来的。子痫可发生于妊娠期、分娩期或产后24小时内，被分别称为产前子痫、产时子痫和产后子痫，是产科四大死亡原因之一。

羚羊角散^①，戒之曰：初服后必大吐痰，勿致惊怪。吐后再服两付，保无事矣。切勿听信郭某，致贻后患也。燕听之，数日而愈。

少阴动甚知为孕　羚羊角散子痫除

在丁未年到戊申年这段时间，我跟同学在家乡的文庙中读书。有同学燕受祯，人品很好，读书不佳，年纪接近三十，写文章的思路还不是太清晰，所以多次考试都没被录取。夏季，他续娶的夫人患发热病，吃了一些药，热病还是没好，于是找我诊治。诊她的脉六部都是沉数之象，右侧尺部偏旺。这是体内阴火窜动引起的，不但发热，还伴有严重头晕症状。看她用过的方子，都是四物汤一类。于是处以知柏地黄汤，用了三服热病就好了。又过了三个月，她突然出现抽搐，手足挛急，神志不清，痰涎壅阻郁结的症状。他们乡里有位郭医生，按半身不遂治疗，吃了几次药，痫证还是依旧发作。没办法，又找我治。到他们家，正赶上她清醒，诊脉，见少阴动象明显，右侧寸部滑大。告诉他们说：这是怀孕了。脉按上去有些松散，怀胎至少有三个月。他的妻子红着脸承认是这样。燕说：既然是怀胎，怎么又得了痫证？我说：素体阴火较重，内扰胎动不安，气机壅滞，痰涎内生，流注在肺经，阻滞气机通道，所以发生气晕昏倒症状。医书里这种病被称为子痫，治疗比较容易。现在郭先生按半身不遂治疗是错的，哪有年轻的妇人就得半身不遂的。让她服用羚羊角散，并告诫说：开始吃这药，一定会吐出很多痰，不要害怕，吐净痰再服两剂，保证就没事了。切记不要再听信

---

① 羚羊角散：出自《济生方·卷二》，又名羚羊汤、羚羊散。羚羊角（镑）半钱，川独活（去芦）半钱，酸枣仁（炒，去壳）半钱，五加皮（去木）半钱，薏苡仁（炒）四分，防风（去芦）四分，当归（去芦，酒浸）四分，川芎四分，茯神四分，杏仁（去皮尖）四分，木香二分半（不见火），甘草（炙）二分半。主治妊娠中风，涎潮忽仆，目吊口噤，角弓反张，名子痫。

《醉花窗医案》白话讲记

郭先生的话，否则会遗留后患。燕听从我的意见，几天后病愈。

第 46 课

久痢致虚　阴阳将绝

　　燕之表兄，遗其名，商于湖北。在楚得痢疾①，芩、连、芍药之类，不啻数十服，痢少止，而困惫已甚。束装归里，至来春犹时时下血，四月燕偕来求余治。见其面白如石灰，气息增喘，坐移时而后语，一语数绝。睹此情形，殊增观望，哀之切。乃诊之，六脉微弱之极，而时有数象。问其病由，乃曰：此虽痢症，而沉绵经年，尚作痢治，医中无此理也。君气质本虚，加以寒凉大伤脾胃，阴阳将绝，此时下红，非痢疾，乃脾气不能统摄，非大滋补不可。乃命服地黄汤，加归、芍、肉桂。四服后，精神颇健，饮食少进。再来求诊，脉稍起，又告曰：此本宜服圣愈汤②、养荣丸之类，所以先服地黄汤者，阴分尚有小热，今血热既清，可峻补矣。乃进以大剂圣愈汤。命十服后，接服人参养荣丸，其人谨遵之。一月后，衣冠酒肉而谢，精神顿作，议论风生矣。

---

① 痢疾：以痢下赤白脓血、腹痛、里急后重为临床特征。本案就诊时只有便血，便下无赤白杂物及腹痛，故作者说现在的情况已经不是痢疾。

② 圣愈汤：出自《兰室秘藏·卷下》。生地黄、熟地黄、川芎、人参各三分，当归、黄芪各五分。捣碎，如麻豆大，水两大盏，煎至一盏，去渣，稍热，无时服。诸恶疮出血多，而心烦不安，不得眠，或五心烦热，口渴；妇人月经先期，量多色淡，其质稀薄，少腹空坠，心悸气促，倦怠肢软，纳谷不消。

下血日久因脾虚　凭脉用补病得愈

燕受祯的表兄，忘了他的名字，在湖北经商。他在楚地得了痢疾，黄芩、黄连、芍药这类药，吃了不下几十服，痢疾虽稍有好转，但身体困倦疲惫得很厉害。打点行囊回到老家，到来年的春季还是时时有便血症状，四月份燕带他来求我治疗。只见他面色如石灰色，呼吸稍喘，坐下来要歇息会儿才能讲话，一句话也要间断几次。这种情况，看着真是可怜。诊脉见六部都是特别微弱，偶有数象。问过病的前因后果后，对他说：这病刚得时虽是痢疾，但缠绵一年多，还按痢疾治疗，从医理上说是没道理的。您的体质本来虚弱，加上用了那些寒凉药物，已经损伤了脾胃，身体的阴阳之气将要离决，现在所出现的便血，已经不是痢疾，是脾气虚不能统摄血脉，不用大剂量的滋补很难取效。于是让他服用地黄汤加当归、白芍、肉桂，四服后，精神好转，可以少量进食。再次求诊，脉象已有起色，又告诉他：这病本应用圣愈汤、养荣丸这类方，之所以先用地黄汤，是由于脉时有数象是阴分有些轻度的热邪，现在血热已经清除，可以用比较得力的滋补药了。处以大剂量的圣愈汤。让他服用十服后，接着服人参养荣丸。这人严格地遵照我所说的去做。一个月后，衣冠隆重地拿酒肉来感谢，已经神清气爽，谈笑风生了。

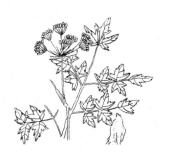

《醉花窗医案》白话讲记

第47课

产后气虚　升降失常

邻人郝某之次女，产后经数月，饮食不思，精神减少，时兼胸满，面黄肌瘦。延医视之，以为痨瘵。投以八珍汤，获小效，而病复如故。或又以为产后血虚，用大剂四物汤合生化汤[1]，转增腹痛。继有庸手，作伤寒阴症[2]治，去益远而病增剧。法无可施，来求余治。诊其六脉浮弱，右关尤甚。乃曰：此气虚，非血虚也。当补气以生血。他人多用血药，品多清降，不转馁其气乎？因处以补中益气汤。其父素明针灸，颇知医，难之曰：病苦胸满，益以补中，不增甚乎？余曰：令媛胃气下陷，清阳不升，故浊阴不降，以致饮食留滞，故胸苦满。若清阳既升则浊阴下降，胸中自当痛快。命如方服之。三剂而精神作，饮食进。更命易汤以丸，一斤而全愈矣。

产后杂治病不愈　清升浊降方如常

邻居郝某的二女儿，产后已经几个月，不思饮食，精神不振，时而兼有胸满症状，面黄肌瘦。请医生看，认为是虚劳，用八

[1] 生化汤：出自《傅青主女科·产后篇·卷上》。全当归八钱（24g），川芎三钱（9g），桃仁（去皮尖，研）十四枚（6g），干姜（炮黑）五分（2g），甘草（炙）五分（2g）。黄酒、童便各半煎服。功用：养血祛瘀，温经止痛。主治：血虚寒凝，瘀血阻滞证。见产后恶露不行，小腹冷痛，舌淡，苔白滑，脉细而涩。
[2] 伤寒阴症：以六经辨证，属三阴证者。

珍汤时有疗效，停药后病又跟以前一样。也有的认为是产后血虚，用大剂量的四物汤合生化汤，反而增添了腹痛。接着更有平庸的大夫，当作伤寒阴症治疗，导致偏离得越来越远，病也越来越重。实在没办法了，来找我治疗。诊脉见六部浮弱，右关脾部尤其明显。于是说：这是气虚证，不是血虚。应该补气生血。别的医生用药多是血药，这类药大多有清降的作用，可不更伤她的气了吗？处以补中益气汤。她的父亲平时懂得针灸，对医术也有一定的了解。提出疑问说：这病胸满得很厉害，再用补中焦药，不增加了中焦的壅阻了吗？我说：你家千金胃气下陷，清阳不升，所以浊阴不降，导致饮食留滞，出现胸中满闷。如果清阳得以上升，则浊阴就会下降，胸中自然也会舒畅。让他们按方服药。三剂后，精神振作，饮食增加。再让他们按汤方做成丸剂，服用一斤后病得痊愈。

第48课

湿痹似瘫

介之田村乔某，忘其名，年老得痹疾，或手或足，痛发左右无定。医药数辈皆以瘫痪治之，药不啻千百剂，竟罔效。委顿经年，已为治丧具矣，而痛则饮食二便尚无大害。其里中有商于都者，知余名，因嘱请治。余至其家，未见病人，先问其子曰：尊大人是何病？其子以瘫痪告。余曰：老年人得此病十无二三愈者，恐治之亦无益也。然既来不得不一视之。入其室，则病者拱手称谢，问答数语，口舌便利，视其口眼无歪斜状，神气亦清。乃问手足麻木乎？曰：并不麻木，惟有时作痛，不可忍耳。因诊其脉，六部俱缓而沉，兼带弱象。告之曰：君所患乃湿痹，既非瘫痪，又非痿症。盖寒湿着于皮肤，四肢重滞，每转侧则重不可举，如移山挪石，非人不行。病者曰：不错，不错，先生所认既真，急请施方必可愈也。余曰：愈则可愈，然无速效，须服药数十付，起居调摄，乃杖而起，早亦在三月外，迟则半年。病者曰：但求病愈，何必急急。乃先以五苓理中汤加附子、苍术进之。五服而痛少止，肚腹宽，饮食进。又易羌活胜湿汤加牛膝、肉桂等类，命多服之，半月痛全止。惟举动艰滞，步履尚难。更以白术附子汤[①]，加松节、萆薢等。命十服后，丸服之。更命每早晚遣入扶掖，往返数十步，不必再视也，病者遵之。越三月，驱车备物，衣冠而来，见其行走如常，而履阶遇限，尚多不利，急遣还而养之。冬十一月遇于城中酒市，则指挥如意，毫无痛苦矣。此事相隔十余年，辛酉其子来求治眼，谈及俱陈本末，乃始忆而录之。

湿痹瘫痪病两般　诊治分明始得痊

介休县田村的乔某，忘了他的名字，年纪很大得了痹症，有时候是手，有时候是脚，疼痛发作起来或左或右，没有定数。找了很多医生都按瘫痪来治疗，用药也不下千百剂，都无疗效。好几年不能行动，家人已经为他准备了后事。他这病虽痛但饮食和大小便还算正常。他老家有人在都城经商，知道我长于医术，所以嘱托他们来请我去治疗。到了他家，还没见到病人，先问

---

① 白术附子汤：出自《金匮要略》。白术二两，附子（炮去皮）一枚半，甘草（炙）一两，生姜（切）一两半，大枣六枚。上五味，以水三升，煮取一升，去滓，分温三服。一服觉身痹，半日许再服，三服都尽，其人如冒状，勿怪，即是术、附并走皮中，逐水气，未得除故耳。祛风除湿。治风湿相搏，身体疼烦，不能自转侧，不呕不渴，脉浮虚而涩，大便坚，小便自利者。

他的儿子：令尊是什么病？答：瘫痪。我说：老年人得瘫痪的，十个也没有二三个可以治好的，恐怕我也没更好的办法。不过既然来了，就看一看。进到他的住处，患者拱手感谢，问答几句，言语清晰，看他的口、眼也没有歪斜，神气也算清爽。于是问他手足麻木吗？答：不麻木，只是阵发疼痛难以忍受。诊脉见六部都是缓而沉，兼带弱象。告诉他：您得的是湿痹症，既不是瘫痪，也不是痿证。总体来讲，是寒湿停着在皮肤，四肢感觉重滞，每次翻身都像是移山挪石那样费劲，没人帮忙都不行。患者说：不错，不错，先生病看得这么准，赶快给我一个可以治好的方子吧。我说：治好是可以治好的，但没有速效的办法，需要服药几十剂，加上起居调养，才可以慢慢起身。快的要三个月以上，慢的要半年。患者说：只有治好就成，不急。于是先用五苓理中汤加附子、苍术。用了五服，疼痛稍有减轻，肚腹舒适，饮食增加。又换方羌活胜湿汤加牛膝、肉桂等药。让他多吃几剂。半个月疼痛全止。只是行动还很迟缓，走路困难。再用白术附子汤加松节、草薢等。让他吃十剂后，按方做成丸药继续服用。并嘱咐每天早晚派人搀扶，来回练习走十几步。不用再复诊。病者遵照施行，三个月后，衣冠整齐地坐着车带着礼物前来感谢，见他行走如常，只是上台阶还有些困难，急忙让他回去继续调养。冬季十一月在城中酒市与他相遇时已经行动自由，没有半点痛苦。这件事离现在已经十几年了，辛酉年他的儿子来治疗眼病，言谈间说到了这事的前后经过，才想起来，凭着印象记录下来。

《醉花窗医案》白话讲记

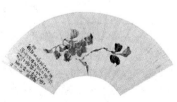

第 49 课

阴虚肝郁　双目痛楚

　　乔某之子名夏清，忽踵门，先以函入，拆视之，词极文雅谦抑，延之入。问之：已入县庠①。据云一别十余年，家道零落，又以嫂氏妒悍，避其虐，舌耕于祁县。春来乍得眼疾，两珠痛楚，夜则尤甚。易数医，无少效。因忆前治家君之病，甚有确见，故特来请治。余拨其眶视之，则黑珠周围起白膜，带二三红血点。诊其脉，则左关弦滑，尺微细。乃曰：此阴亏肝郁也。幸未久，尚无害。若再迟数月，则生外障，翳膜遮睛，则揭去匪易。乃先开一疏肝散②，又继以杞菊地黄汤，二方并付之。告之曰：先服疏肝散三四剂，痛当止；继服地黄汤不十剂，当无事矣。每晚临卧，以火酒洗之，避风寒辛热，遥遥数十里，可勿再来省往返也。夏清揖而去。半月后，忽自称谢，谓目疾痊愈，专申感悃，并偕邻村郭某来云，亦有病求治，余适在城中宴会，未及见，后不果来。

肝郁还需舒肝散　阴虚杞菊地黄汤

　　乔某的儿子乔夏清，突然前来拜访，先递交了一份书函，

---

① 县庠 [xiáng]：科举时代称府州县学的生员。
② 疏肝散：出自《症因脉治·卷三》。柴胡、苏梗、青皮、钩藤、山栀、白芍药、广陈皮、甘草。上药研为粗末。疏肝理气。治恼怒伤肝，肝火怫逆，不能眠卧。同名方很多，此方与本案稍合，故录之，仅作参考。

拆开看，词句非常文雅谦虚。请他进来，询问得知他已经是县学的生员。据他讲述，分别十多年中，他的家道零落，又因嫂子性格强悍妒忌，为躲避受她的欺负，到祁县以教学生糊口。春天突然得了眼病，两眼珠疼痛，夜间尤其严重。换了几个医生都没什么疗效。想起前面治疗父亲的病时，您见解独到，所以特意来找您治疗。我拨开他的眼眶检查，见黑珠周围起了白膜，带二三处红血点。诊脉，见左关部弦滑，尺部微细。于是说：这是阴亏肝郁证。幸亏病得时间不长，还没大害，如再拖延几个月，生成外障，翳膜遮挡住黑睛，再想消去就不是简单的事了。开舒肝散方，又开杞菊地黄汤，两个方子一起给他。嘱咐他：先用舒肝散三四剂，疼痛应该会停止，接着继续服杞菊地黄汤十几剂，应该就没事了。每晚临睡前，用火酒洗，避免触冒风寒和食用辛热之物，几十里的路途，不用来回奔波求治了。夏清作揖道谢离去。半个月后，他突然前来道谢，说眼病已经完全好了，特地来表达诚挚的谢意。同时还带来邻村郭某，也是有病求治。正赶上我在城中参加宴会，没能见面，之后也没再来。

第50课

年老血崩　阴阳两虚

　　邻人刘锡庆之姊，三醮①而仍寡。年近五旬，忽患血崩，村医以为蹉跌，用发灰、地榆类涩之而不效。经月余，来邀余治，见

---

① 醮 [jiào]：古代婚娶时用酒祭神的礼，指再婚。

099

《醉花窗医案》白话讲记

其面白如灰，气息仅属，甚不堪。视其脉则沉细迟弱，凡虚象无
所不有。乃曰：此病危如朝露，过半月，恐不救也。又贫寒难事药饵，
急欲辞归，其婿忽止之曰：岳母病如可愈，药钱我任之，万一不救，
则不必矣。余感其义，乃告之曰：君热肠如是，余当竭力，虽无
旦夕效，然性命或无碍也。投以大剂六味回阳饮①，二日而精神起，
然崩则如故。其婿来曰：命似可救，而血崩不止。余曰：君无虑，
止血崩实易事，但岳母阳阴两虚，不固其气，血崩难止。今有
回阳饮以作其气，再用提补，靡不效矣。又投人参养荣丸，加柴胡、
升麻以提之，又加芡实、龙骨以涩之，凡五进而血止，因命专服
人参养荣丸，两月后，偕其婿来敛衽拜谢。就内人取针线数事而去。
越数日精心密缕，封而呈焉。并云贫无可酬，聊以手指答救命之
恩云耳。

年老血崩几丢命　六味回阳饮回生

　　邻居刘锡庆的姐姐，结过三次婚，现在寡居。年纪近五十
岁，忽然患血崩证。村里的医生认为是闪挫引起，用发灰、地
榆一类止血药无效。过了一个多月，来邀请我去治疗。见她面
白如灰，气息奄奄，几乎支持不了多久就要死了。查脉见沉细
迟弱，全部虚象都显露无遗。于是说：这个病非常危险，再拖
延半个月，恐怕难以救治。再加上她的家境贫寒，吃药的钱都
为难，就想告辞回来。她的女婿拦着说：岳母的病如果能治好，
药钱我来承担，如果实在不能救治，也就算了。我被他的担当
感动，告诉他说：你如此热心肠，我一定尽力救治，虽不能立

---

① 六味回阳饮：出自《景岳全书·卷五一》。人参一至二两，制附子二至三钱，
干姜（炮）二至三钱，炙甘草一钱，熟地五钱至一两，当归身（如泄泻或血动者，
以冬术易之）三钱。若肉振汗多，加炙黄芪四钱至一两，或白术三至五钱；泄泻，
加乌梅二枚，或五味子二十粒；阳虚上浮，加茯苓二钱；肝经郁滞，加肉桂二
至三钱。益气回阳，养血救脱。

刻治好，性命还是可以保住的。处以大剂量的六味回阳饮，两天后精神改善但血崩依旧。她的女婿来说：性命貌似可以保住了，但血崩没有止住，该怎么办？我说：你不要着急，止血崩是很容易的，但你岳母阴阳两虚的情况，不先固摄住她的气，血崩就很难彻底止住。现在用了回阳饮固住阳气，再用提补药，没有不见效的。又处以人参养荣丸，加柴胡、升麻来提举阳气，又加芡实、龙骨用以固涩。这样又用了五次药血崩就止住了。又让他们继续专门服人参养荣丸。两个月后，跟她的女婿前来道谢，并让我的内人找些需要缝补的衣物带走，过了几天，把缝补得非常仔细的衣服又送回来，并说家里贫穷，没有什么可以报答，只能做些缝补的事情来回报救命之恩。

第 51 课

霍乱转筋

业师庞芸圃夫子，秋间抱丧弟之戚，忽患水泻，自辰至申酉如厕者三十余次，如桶泻水。继之以吐，困顿不堪。且时时作转筋，急遣人呼余至，问其形证，按其脉俱弦直，知为霍乱。以藿香正气散进，泻少止，而二刻许，复吐，所服药点滴无存，前病发作。至天明，转筋将近腹，两腿不可曲伸，污便床褥。及余视之，神气仅属，濒于危矣，举家惶恐，余急命刺尺泽、委中二穴，出紫黑血半盏，刻许而吐定，可服药矣，仍煎前方与之，逾时安卧，至午后则腿舒而泻少止。至晚又进一剂，三日而安。而先生知无害，便不服药。余视之见其皮粘于骨，面色青黯，乃以老亲在堂之说，竭力劝之方许焉，告以香砂六君子汤。半月始得如常，而出入动作矣。

吐泻布指成霍乱　针刺放血通阴阳

授业恩师庞芸圃老先生，秋季因弟弟亡故而忧伤，突然患水泻，从辰时到申、酉时腹泻了三十多次，水样泻非常厉害，接着又出现呕吐，导致精神困顿不堪，并且伴有阵发性转筋。急忙派人找我去。问过患病的情况后，诊脉见六部都是弦直之象，知道这是霍乱。用藿香正气散，泻下稍有缓解，过了半小时后又开始呕吐，吃下的药都被吐了出来，腹泻又重新发作。到天亮时，转筋的情况已经发展到腹部，两腿不能屈伸，粪便都拉在了床上。等我再去看，神气衰微，非常危重，全家也都慌恐起来。我急忙让他们刺尺泽、委中这两个穴，流出半盏紫黑色的血，过了一会呕吐减少，可以服药。仍然用前方给他服用，过来了一个时辰才安静躺下，到午后两腿舒展泻下减轻，晚上又喝了一剂药。三天后吐泻才完全止住。先生知道没什么事了，就不愿意再用药。我看他消瘦得皮贴骨，面色青黯。于是拿长辈仍然健在需要奉养，自己不可不爱惜身体的话，竭力劝说他，才答应继续用药。用香砂六君子汤，半个月后才恢复正常，且行动如常。

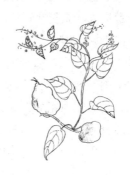

第52课

热 疟

先生之母，余太师女也，年过八旬，颇壮健。夏秋，忽得疟疾，发则如火烧身，狂叫反侧，他医用药截之不效。招余治之，见其目如赤珠，口干唇破，时时呼冷水。问二便，则小便如血，大便闭数日矣。按其脉，则六部弦数尤甚。乃告曰：此热疟也。单热不寒，须内清其热，则火退而疟自止。若徒用截法，万无效理。因投以大剂白虎汤，重用石膏至两许，二服而热退，四服而疟已。

但热不寒称热疟　辛寒清气白虎汤

庞芸圃老先生的母亲，是余太师的女儿，年纪已经八十多岁，身体还算健壮。夏秋季节，突然得疟疾，病发时身如火烧，大声喊叫，烦躁不安。别的医生用截药治疗无效，找我去治。但见她的眼睛红赤，口干唇破，一直让取冷水。问二便，则小便如血，大便几天未行。诊脉见六部弦数得厉害。于是告诉他们：这是热疟，只热不寒，须清内热，等火退后疟证可以自止，如果只是用截法肯定不能取效。投以大剂量白虎汤，重用石膏至一两多，两服药后热退，四服药，疟疾痊愈。

《醉花窗医案》白话讲记

第 53 课

脾虚肝郁

先生之弟妇,患头痛发呕,饮食不思。时瘟疫盛行,疑为时症。余偶到塾,其侄兰芬兄言其状,并邀之治。问身觉憎寒壮热乎?曰:否。问身痛鼻塞乎?曰:否。然则非时症。诊其脉,则左关弦滑,余俱细弱。告兰芬曰:此脾虚肝郁也,作时证治,必散之,虚而散,则大误矣。兰芬请一方,因以逍遥散进。余过而忘之,越数日,见兰芬,告余曰:药才二服,病全除矣。

首辨内伤与外感 脾虚肝郁逍遥散

庞芸圃老先生的弟媳,患头痛、呕吐、不思饮食之证,当时正值瘟疫流行,所以怀疑是瘟疫。我偶然在私塾遇到她的侄子兰芬兄,跟我讲了她的病症,并邀请我去诊治。问她是否觉得有恶寒、发热症状,回答说没有;问是否身痛、鼻塞,回答说没有。这样来说此证就不是时行病。诊脉见左关部弦滑,其他部脉都是细弱。于是对兰芬说:这是脾虚肝郁证,如果当成时行病治疗,一定耗散正气,虚证用散法是非常错误的。兰芬请我出一方,据上面的诊断处以逍遥散。之后我就忘了这事,几天后又遇到兰芬,告诉我说只用了两服药病就全好了。

第54课

寒 疟

丁未岁，余读于乡之僧寺。是年太阴司天[1]，五月后阴雨经旬，里中地极下湿，而农家露宿于野，外感风寒，必病疟利。因先配常山酒[2]一坛施之。六月半疟果大作，凡十人而五六，取酒者接踵至，保全颇多。至七月中，疟少息而酒亦罄矣，寺僧名昌裕，素无赖，以余在寺稍敛迹。旋亦病疟，向余求酒，余以酒已完，欲再制之非浸渍十数日不可，仓卒不能办。昌裕似嫌余吝，乃招而来曰：子怒我错矣，疟虽一病，而人之虚实禀赋不同，余所施之酒，未必人人尽效。我为若治之何如？僧始转怒为喜，乃诊其脉，则弦而迟。告曰：弦是疟正脉，而迟则寒象。子患寒疟，发必多寒少热，且先寒后热，身痛无汗。僧曰：良是。乃以越婢汤[3]发之，二日疟少止，令五服则全愈矣。

---

① 太阴司天：中医为寻求自然界气候变化对人身影响的规律，创立运气学说，其中丁未年即为太阴司天。《素问·五常政大论》："太阴司天，湿气下临"，也就是说这一年的气候，湿气较重，多发疟疾、下利病。

② 常山酒：出自《外台秘要·卷五》，引自《必效方》。常山（切）一两，独头蒜（去根茎，横切）一颗，糯米一百粒，乌豆一百粒，清酒一升。病未发前一日，以酒浸上药于碗中，以白纸一张覆之，碗上横一刀，欲发时三分饮一分，如未吐更服一分。得吐则愈。忌生菜、生葱。主治疟疾。

③ 越婢汤：出自《金匮要略》。麻黄六两，石膏半斤，生姜三两，甘草二两，大枣十五枚。上五味，以水六升，先煮麻黄，去上沫，纳诸药，煮取三升，分温三服。治风水恶风，一身悉肿，脉浮不渴，续自汗出，无大热。

《醉花窗医案》白话讲记

寒多热少为寒疟　越婢取汤发散之

丁未年，我在家乡的一个寺院中读书。这一年太阴司天，五月份阴雨天持续半个多月，当地气候非常潮湿，加上很多农家在外露宿，感受风寒邪气，得病必定多是疟疾、下利之类。因此提前配制常山酒一坛以备应用。六月中旬疟疾果然大量发生，十人中得此病的就有五六个，来取药酒的很多，救治了很多人。到七月，疟证减少，我备制的药酒也用完了。

寺院中有位僧人叫昌裕，平时品行不佳，因我在寺中才稍有收敛。正逢此时他也得了疟疾，向我来找药酒，我因为酒已经用完，想再泡制也要十几天才成，短时间做不出来。昌裕就有些怀疑我吝啬。于是我把他找来说：你怨恨我，是错怪我了。虽都是疟疾，但人的体质有虚实的不同，我用的药酒，未必谁用都效果好。我来给你治治病怎么样？昌裕这才高兴起来。诊脉见弦迟，于是跟他讲：弦是疟疾应该见到的脉，迟脉却是寒象。你得的是寒疟，发作的时候一定是恶寒多于发热，且先出现恶寒之后才发热，身体疼痛没有汗出。僧人说：确实这样。于是用越婢汤发散，两天疟证减轻，让他吃到五服时已经全都好了。

第 55 课

食积腹痛

黑六，里中人，遗其名。一日腹痛欲绝，强步至门，跪求余治。余曰：何忽得此疾？泣诉曰：昨日吃莜面条半大碗，饭罢入瓜田，渴甚，饮凉水二碗，归家则腹痛作矣。胸中如碗鼓甚，按之如刺。余曰：此食积也。但汝胸中如石塞窦无隙可通，用药治之，恐药弱而病强，攻之不破也。痛者曰：然则听之乎。余曰：尔欲病愈，须遣人扶掖，在田野中，往返疾行数百步乃可，病者辞以不能。余曰：不能则难治也。再三苦求，乃以大剂承气汤加麦芽、槟榔疏之。告曰：三服乃可。病者归，初服而胸中如坠，二服后下气暴作，急如厕，则如桶脱底，胸腹空虚，负耒①而耕矣。

饮冷食积腹中痛　承气攻下一身轻

　　家乡有个黑六，已经不记得他的真名。一天腹痛异常，勉强走到我这里，跪求我给他治疗。我问：怎么忽然得了这个病？他哭着说：昨天吃了半大碗荍面条，之后去瓜田，觉得渴得厉害，喝了两碗凉水，回到家里就开始腹痛。胸口像是碗大的部位膨胀得厉害，按上去针扎般疼。我说：这是食积。但是你胸口塞得满满的没有空隙，用药治疗，恐怕药力不足，难以奏效。患者说：那就这样痛着吗？我说：你要病好，得让人搀扶着到田野中，来回快步走动几百步才行。患者说做不到。我说：做不到就很难治了。他再三苦求，我只好处以大剂量的承气汤加麦芽、槟榔进行疏导。告诉他用三服才行。患者回去，用药后，开始觉得胸口下坠，再服药，矢气一下子增多，急忙去厕所，像水桶脱了底一样泻下很多，胸腹顿时轻松顺畅，拿着农具下田耕作去了。

107

---

① 耒 [lěi]：农具。

第56课

胃热血结

里中钮某之妻，体素壮，忽患月事不至。始以为胎。久而腹痛，又以为虚，补之益甚。留连数月，腹大如鼓，饮食不思。迎余治之。诊其脉，两关坚劲。问发渴乎？曰：前半日多渴，后半日方可。余曰：此胃热血结也。寻常必患胃热，发则胸膈如烧，甚则发咳，痰必稠。病者曰：良是。先以三黄四物汤①破之，二服后下紫块十余，腹少减。又以两地地黄汤②加山栀、连翘、通草，叠进之。逾月而潮至，然前后尚不齐也。命常服归芍地黄汤，数月后，如期血至，久而受孕矣。

胃热血结疑为孕　清热调血证可平

家乡钮某的妻子，平时体质健壮，忽然患月经不行的毛病。开始以为是怀孕，时间一长又出现腹痛，认为是虚证，用补益药症状反而加重。迁延几个月，腹部胀大如鼓，不思饮食。请我去治疗。诊脉见两关部坚劲。问是否口渴？答：多在上午口

---

① 三黄四物汤：出自《医宗金鉴·妇科心法要诀》。当归、白芍药、川芎、生地黄、黄连、黄芩、大黄。上药为粗末，水煎服。治月经来前，内热迫血上壅，吐血、衄血。内热壅迫，经前吐衄。

② 两地地黄汤：不知出处，《傅青主女科》有两地汤。大生地（酒炒）一两，玄参一两，白芍药（酒炒）五钱，麦冬肉五钱，地骨皮三钱，阿胶三钱，水煎服。滋阴清热。治肾水不足，虚热内炽，月经先期，量少色红，质黏稠，伴有潮热、盗汗、咽干口燥，舌红苔少，脉细数无力者。

渴，下午就不明显了。我说：这是胃热血结证，平时一定有胃热，发作时胸膈间如火烧，厉害时会伴有咳嗽，咳出的痰一定是黏稠的。患者说：确实这样。先用三黄四物汤破除郁结，二服后下十多紫血块，腹痛稍减。又用两地地黄汤加山栀、连翘、通草，持续服用一个多月后月经来潮，但周期尚不规律。让她常服归芍地黄汤，几个月后周期正常，又过了一段时间受孕怀胎了。

第 57 课

痰火郁肺

　　邻人郭某之女，再醮于邻村，归宁恒数月不返。一日忽患咳嗽，初略不为意，久而增盛，延人治之，则曰：此虚劳也。始而补气，继而行瘀，又转而理脾疏肝。药屡易而病不减。一日其母偕之来，俛余治。因问曰：嗽时作时止乎？抑咳则面赤气急声声接续乎？曰急甚。观其面色红润，知非虚证。乃诊其脉，则右寸浮滑而数，余则平平。告曰：此痰火郁在肺经，常苦胸膈满闷，发则痰嗽俱出，不但非虚劳，且大实热证也，进以芩连二陈丸[①]加桑皮、木通以疏之，三日而嗽减。再请余治，则数象减而滑则依然。余曰：热退而痰仍在，不去之，恐复作，因用平陈汤[②]加枳实、大黄下之。凡二进，下顽痰数碗，胸膈顿宽，

①芩连二陈丸：出自《医学入门·卷八》。二陈汤加黄芩、黄连。功效：化痰降火。主治：呕吐哕，胃热挟痰。

②平陈汤：出自《医学入门·卷五》。苍术二钱，半夏二钱，甘草七分，厚朴一钱二分半，陈皮一钱二分半，赤茯苓一钱二分半。到一帖，加生姜三片，大枣二枚，水煎服。治食疟；风寒风湿所伤，致痰嗽满闷。

《醉花窗医案》白话讲记

而嗽亦止矣。

痰火郁肺误为虚　芩连二陈三日知

邻居郭某的女儿，改嫁到邻村，回娘家一住几个月不回去。一天突然患咳嗽，开始并没在意，时间一长，咳嗽加重，才请医生治疗。医生说是虚劳证，开始用补气，接着用行瘀，又转为理脾疏肝。换了许多次方案病也没有减轻。一天她母亲带她前来找我诊治。问咳嗽是咳几下停一停再咳，还是咳嗽的时候脸红气急一声接着一声？回答说是气急特别厉害这种。看她面色红润，知道不是虚证。于是再诊脉，见右寸浮滑而数，其他部则没有太大异常。告诉她们：这是痰火郁在肺经，时常会有胸膈满闷，咳嗽发作会伴有咳痰。这种症候不但不是虚劳，还是非常重的实热证。处以芩连二陈丸加桑皮、木通用以疏导痰火。三天后咳嗽减轻，又请我看，见脉的数象减而滑象依然，我说：热退但痰还在，不祛除怕反复。所以用平陈汤加枳实、大黄清下痰火，进了二次，泻下几碗那么多稠痰，胸膈顿时感觉宽松，咯痰的症状也消失了。

第 58 课

风痰致咳

咳嗽一症，风寒暑热，饮食郁滞，思虑劳倦，皆能致之。《医宗必读》阐《内经》之旨，讲此症最为详尽，学者当究心，若一概施治，未有不致悖谬者。

同乡郝某号秀山，在都作银商。自秋发嗽至十一月，数医之尚未愈也。余侨寓襄陵馆，与郝某素昧平生。一日梁某偕之来求余治，问何病？对以咳嗽四月矣。问：曾治否？对以药以百计而嗽如故。言次探手于怀，出药方隆然一裹。细检之，皆参、苓、芪、术等类。盖郝素弱，又富于财，俗医皆作虚论也。乃诊之，余平平，肺独浮滑。告之曰：浮者风象，滑者痰象。君素积痰，复感于风，风痰相搏，而嗽作矣。又以参、芪固其腠理，腠理不开，风无去路，嗽何时已乎，数药可愈。郝见余言易，进曰：年少时有唾血疾，体本虚，故畏克伐药。晓之曰：此他医之所以用参、芪也。要知少年唾血，未必虚证。即虚，而此时血止而嗽作，医不治嗽而治血，请问君见我为治嗽乎？为治血乎？病者笑而是之。乃以杏苏饮①加山楂、枳实进。嘱曰：不过五服病必愈，无烦再来也。病者持而去，越五日，投帖请余观优戏，晚则筵席丰隆，殷勤周至。时余方以分发赴秦，因遣其同类，随之到秦，开设银肆，听昔过从称莫逆焉。

风痰致咳反用补　杏苏饮剂五日除

咳嗽这一病症，风寒暑热、饮食郁滞、思虑劳倦都可引发。《医宗必读》中根据《内经》理论对此病论述得最为详尽，学习的人应该细心研读。如果偏执一端，没有不导致差错的。

同乡郝某号秀山，在京城做银号生意。从秋天开始咳嗽，一直到十一月，找了几个医生治疗也没好。我暂住在襄陵馆，跟他并不认识。有一天，有位梁某人带他来我这里求治。问是什么病？说咳嗽四个月不好。再问是否治疗过？回答说吃了上百剂药也没见效。说话间从怀里拿出一摞前面的处方。我仔细

111

---

① 杏苏饮：出自《医宗金鉴》。苏叶、枳壳（麸炒）、桔梗、葛根、前胡、陈皮、甘草（生）、半夏（姜炒）、杏仁（炒，去皮、尖）、茯苓。引用生姜，水煎服。治痘证初起，风寒客肺而喘，喷嚏频频，鼻流清水。

查看，都是参、苓、芪、术这类药为主。大概郝某平时体质较弱，又比较富裕，普通的医生都按照虚证来治疗的。接着诊脉，其他部的脉没明显异常，只有右寸肺主的部位浮滑明显。我告诉他：浮脉是风象，滑脉是痰象，你平时体内就有痰湿淤积，又感受了风邪，风、痰相互冲击，所以导致咳嗽发生。前面用的参、芪有益气固表作用，腠理被固不能开张，风邪就没有去路，咳嗽什么时候能好？对证的药几剂就可以好。郝某听我说容易治，就进一步说：我年少的时候有唾血的毛病，体质本来就虚，很害怕用克伐的药。我再跟他解释说：这也是别的医生用参、芪来治疗的原因。但要知道少年唾血，不一定都是虚证。就算唾血是虚证，现在是咳嗽不是唾血，医生不治咳嗽却去治血。我问你来是找我治咳嗽的，还是治血证的？患者笑着认同我的看法。于是用杏苏饮加山楂、枳实。嘱咐他说：不出五服病一定好，不用劳烦再来了。患者拿着药方走了。过了五天，他送请帖邀我去看戏，晚上还准备了丰厚的宴席，招待得也非常殷勤周到。当时我正要到陕西任职，他也派了同行随我到陕西开设了银号，交往日久也成了非常要好的朋友。

第 59 课

忧郁致疾　腿目渐废

　　李莲芳茂才，少与余共笔砚，后以童军屡蹶，商于楚。后失业归，复矢志功名，遂入县庠。莲芳少失怙①恃，三娶而仍

---

① 怙 [hù]：依靠。

鳏^①，茕^②无子嗣。丙辰余自京归，已败累矣。以忧郁故，腿渐废，目渐瞀^③。然步履出入，尚可作字，悯其贫，携之入秦，经理馆事。继，余以内艰旋里，念莲芳无依，因荐于朝邑主簿冯子安作幕，冯亦同乡，又杂职，莲芳虽非素优，然小心持算，无不井井有条，宾东相得。而莲芳私念年逾五旬，妻子全无，顾影增凄，倍形忧郁。明年秋，单车而归。余以为宾东不合，急视之，则莲芳两目起外翳，腿迟重不可曲伸，且冯以缺瘠告病，不得不归矣。因求余治其目与腿。余诊之，心肝弦急，两尺似有似无。仓卒难显言，因劝旷怀自慰，病非旦夕可疗，静心调摄数月，再作计议。莲芳听之，而家计寥寥，益不自释，目益盲，腿益滞。

有赵城眼医，名家也。一年来介两次，凡外障虽数年，无不针之而愈者。余甚佩服。急请视莲芳眼。医审视之曰：障皮尚嫩，恐不胜针。再数月，皮厚色苍，一拨而去矣。眼医出告余曰：瞳仁已坏，治之亦断不效，不如听之。前乃托言耳。半年许，果殁。余挽一联云："君罪伊何，乃如左邱盲目，孙子病足；天心莫测，竟使黔娄失妇，伯道无儿"。

忧郁致疾腿目废　终身飘零孤苦人

李莲芳秀才，小时候我们一起读书，后来因童生考试屡次失利，转而到楚地经商。再后来失业回家，再次专注于科举，考取了秀才。莲芳幼年就失去父母，成年后连续娶了三个妻子都早亡，孤身一人，并无子女。丙辰年，我从京城回来，他的家境败落得更厉害。因为心情抑郁，两腿逐渐废用不利，两眼逐渐视物不清。不过自己还能行动出入，尚可写字，我怜悯他的贫困，带他一同到了秦地，让他管理馆中事务。接着我因母

《醉花窗医案》白话讲记

---

① 鳏 [guān]：无妻或丧妻的男人。

② 茕 [qióng]：没有兄弟，孤独。

③ 瞀 [mào]：目眩，眼花。

亲去世回家，挂念莲芳没有依靠，就推荐他到朝邑县主簿冯子安手下做幕僚。冯也是同乡，身兼数职。莲芳虽不是非常优秀，但非常用心，事务办理得也都井井有条，两人合作得也很好。莲芳自觉年过五十，也没妻子儿女，考虑到自己境况很是凄凉，更觉忧郁。转年秋季，自己一个人回到老家。我以为是与冯不合，急忙去看他，只见两眼已经起了外翳，腿活动迟缓难以屈伸。并且冯也因身体不好告病辞职，所以不得不回来。求我给他治疗眼疾和腿病，诊脉见心部、肝部弦急，两尺部似有似无。一时间也难以跟他直说，就劝他放宽心胸，调整心态，病不是旦夕间就可以治好的，静心调养几个月再做打算。莲芳明白这个道理，奈何家计不堪，难以释怀，眼睛更加看不清，腿也更加不灵活。

赵城有位眼科名家，一年来介休两次，得外障几年的，他用针刺方法都可以治好。我非常佩服他，就请来为莲芳治眼睛。这医生来看过说：障皮还嫩，暂时还不宜用针，等几个月，障皮厚了，颜色变苍，用针拨去就好了。医生出来告诉我：瞳仁已经坏了，治疗也不会有效果，不如就这样维持吧，前面说的话，都是推脱之词。半年多，莲芳果然病故。我作挽联："君罪伊何，乃如左邱盲目，孙子病足；天心莫测，竟使黔娄失妇，伯道无儿。"

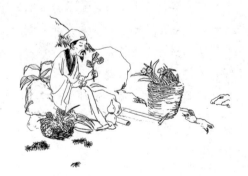

第60课

阴火大炽　清下无功

病之奇，有不可解者，徒执方药论之，辄不效。同谱弟王丹文之母，春仲忽患热，口渴神昏，发晕出汗，热如火，几发狂。其母家弟以茂才业医，视之知为热。曰：此阳明正病也。投白虎汤用石膏至一两，而热如故。又有邻人李茂才亦业医，用承气汤下之，二便少利，而热如故。丹文邀余往视，按其脉极沉数，知阴火大炽，而肠胃燥甚。告丹文曰：中无实物，火热熏心，下之无可下，宜清降之。急用地黄汤加山栀、三黄进。药服而心颇清，热如故。是夜忽大雪，天甫明，病者知之，要食雪。丹文以其年老，靳①不与。逾时，丹文外出，匍匐出户，就阶取雪②，卧啖之，凡三碗许，觉心境顿清；又啖之，归而卧于床。至夕则热退身凉，越日而起。三日后，病若失矣。噫！药则罔效而天降雪以除其病。盖雪阴寒，不假烟火，较药之清降胜万倍矣。医家无此法，亦不敢用也。

---

① 靳 [jìn]：吝惜，不肯给予。

② 雪：腊月收藏的雪花所融化的雪水，称为腊雪。淡，寒。清热解毒，降火止渴。治瘟疫、中暑热狂，伤酒热渴。《本草拾遗》："味甘，冷，无毒。解一切毒，治天行时气温疫，小儿热痫狂啼，大人酒后暴热、黄疸，仍小温服之。"《儒门事亲》："洗目退赤。"《日用本草》："煎茶煮粥，解热止渴。"《纲目》："宜煎伤寒火喝之药，抹痱亦良。"《医林纂要》："甘、淡，寒。降热杀虫，清肺利水。"

《醉花窗医案》白话讲记

阴火内炽药无功　天降冰雪竟愈病

一些奇特的病，按常理很难解释清楚，只用常规的医学理论去治疗，也无效果。我同族的弟弟王丹文的母亲，二月间突然发热，口渴神昏，发晕出汗，热如火炭，几乎发狂。娘家弟弟以秀才的出身做医生这行，看过后知道是热证，并认为是典型的阳明病，投以白虎汤，石膏用到一两，但热还是跟原来一样。又有邻居李秀才也做医生，用承气汤泻下实热，二便稍有通利，但热依旧。丹文邀请我去诊治，脉诊见极度的沉数之象，知道是阴火炽热，肠胃枯燥得厉害。告诉丹文说：腹中没有有形之物，火热熏心的证候，用下法无物可下，应该用清降的方法。急用地黄汤加山栀、三黄服用。药喝下去心中很清爽，热还是依旧。这天夜里突然下大雪，天刚要亮的时候，患者知道了，想要吃些雪。丹文因其年纪大，没有给她。过了会儿，丹文外出，她自己爬着出屋，在台阶上取了雪，卧在那里吃下去有三碗多，自觉心中一下子清爽了，又吃了些雪，才回去躺到床上。等到晚上热退身凉。隔了一天可以起身，三天后，病竟然全都好了。哎！用药没效果，天降的雪却把病治好。或许雪为阴寒之物，又没烟火的污染，比药物的清降之性还强万倍。历代医家都没有这种方法的记载，也不敢用这种方法去治疗。

第 61 课

风寒水肿　误作虚治

谚云："老医少卜"，殊未必然。盖此事全关天资学力，资质清者，读书多，则虽少亦佳，资质浊者，胸中无物，老而亦愦愦也。辛酉春正月，家君体素壮健而年过七旬。以新年酬应劳攘，且多食厚味，又年前偶感风寒，痰咳流连。上元后，目下暴肿，渐而两足增胀，渐而两手亦胀矣。埙屡欲施治，而家君素不服药，自以体壮，俟其病之自已也。越三日更甚，以长媳有小恙，前曾经杨医治之，乃托治媳病，遣人招杨治家君病。下车视之，则须发苍然，步履迟重，戴眼镜矣轮^①扶杖而入，毫无谦抑态，扬扬睨一切，余唯唯听命，窃意必斫轮手^②也。茶后以家君病请教，杨曰：脉后再谈。诊之越时许，乃释手曰：年老气虚，宜有此疾。此时宜先补虚，不必治肿。气不虚，肿自已也。余以其统混无头绪。辨曰：《经》云："水肿初起，目下如卧蚕形。"今家父病适合，似宜先导水。杨怫然曰：治病拘定书本，焉有是处？请服余药，方信余之不谬也。余未便非之，而心窃不谓然。因请一方，乃八珍汤加桂、附也，又加陈皮五分、木通三分。云可利水，掉臂而去。知必不效，而家君以其年老，当有确见。药初进而胸腹增满，肿愈甚。不得已，私以杏苏饮加木通、牛膝、防己各三钱，煎成请家君服，至半夜，则小便五六次，天明腹宽，而肿处作皱形，嗽亦少止矣。家君见药效，连进四服。肿俱消，惟肾囊尚胀。停三日，又以原方加葶苈、二丑进。凡一服，小便洞下十余碗，肾囊如常，而病全息矣。谚之重老医者，以其阅历深，而见闻广，如杨某者，虽松鹤之寿，此事安得梦见乎！

老医凛然却误治　少年出手肿病除

谚语说："老医少卜"，实际未必都是这样。大体来说，这类事情与天赋和学习上下的工夫多少有关，天资聪慧，读书又

---

① 矣轮：原文文意不明。

② 斫轮手：据《庄子·天道》言，齐桓公曾问轮扁斫轮之术，扁的回答中有这样的话："行车七十而老斫轮。"后人遂称经验丰富、技艺高超的人为"斫轮手"。

多，就算是年少，也会有很好的成就；如果天资愚钝，又不学习，就算年龄大也是稀里糊涂。

辛酉年春季正月，家父虽年过七旬，一向身体健壮。因新年里应酬劳累，加上吃了很多油腻的东西，又在年前感受了风寒，出现咳嗽咳痰反复不愈的问题。元宵节后，眼睑突然水肿，逐渐两脚出现肿胀，进一步两手也肿胀了。我几次要给他治疗，家父都不用药，自认为体质强壮，希望病可以自愈。过了三天水肿更加厉害。因为此前大儿媳生病请了一位杨医生治疗，于是借着给她来看病的时候，让人把杨医生找来给家父看看。等他下车一看，只见须发苍然，步履迟重，戴着眼镜，拄着拐杖进来。神气毫无谦逊姿态，张扬而藐视一切。我恭敬从命，私下觉得他一定是位经验丰富的高手。喝过茶后，请教他家父的病，他说：诊完脉再说。诊脉很长时间才放下手说：年老气虚，容易得这种病。这种情况，应该先补虚，不用治肿。气不虚，肿可自愈。我觉得他讲得模糊不清，就分辩说：经书上说"水肿初起，目下如卧蚕的样子"，家父现在的情况跟这很像，似乎应该先利水。杨医生不快地说：治病拘泥于书本，还能治好？吃了我的药，就相信我说的不错了。我也不好当面指出他的不对，但心里觉得这样治有问题。让他出个方子，是八珍汤加桂、附，又加陈皮五分、木通三分，说可以利水。之后甩手走了。知道这个方子一定无效，但家父见他年纪大，应该有经验，所以决定用药。刚开始用药就觉得胸腹满闷增加，水肿加重。没办法，我偷着用杏苏饮加木通、牛膝、防己各三钱，煎好了给家父喝，到半夜，小便了五六次，天亮腹部自觉宽松，水肿的地方也有了褶皱，咳嗽也减轻。家父见服药有效，连服四剂，水肿都已经消退，只有阴囊处还有水肿。停药三天后，又用原方加葶苈、二丑，吃了一服，排出的尿量有十几碗，阴囊也正常，病也全好了。谚语说医生要找年纪大的，是说年纪大的阅历深，见闻广。但像杨医生这类的，就算再大年纪，对这种病证也认识不到呀！

第62课

阳虚血热 误作痧治

吾里中有口头语，见卧病者，则曰伤寒热病，医者来，则曰汗症也。而不知伤寒与热病二者大相反。盖伤寒，则真伤于寒，须用热散，仲景之法是也。热病，则外而风寒暑热，内而饮食嗜欲，皆能致之。一或不慎，杀人易于反手。春温夏热，河间之法最善。至饮食嗜欲，则合东垣、丹溪之法。参而通之，无遗蕴矣。

长媳初入门十余日，得温病。呻吟叫号，反侧不安。因新妇，急告其父。其父延一医来，则吾里中丙午茂才也。幼尝同考试，其人玩世不恭，乡党薄之，颇落拓。虽通医理，而所读不知何书，每治病，药寥寥三四味，皆以分计，故获效甚少。请视长媳，出告余曰：痧也。宜服犀角解毒汤①。尚觉近理，急服之，痧未出而热如故。又易一医，乃河南武安药侩也，初解药性，立方字常误，胸无墨水，而治病颇有一二效者。适为邻治病，延之来。诊脉不一刻，即出曰：此是痧症，又兼胃寒，故胸烦作呕耳，须用温散。请其方，则平胃散也。余不欲令服，而家中人皆曰：时医常以误效，请一试之。药入口则热几如狂，昼夜不安。实无可处。余乃入诊之，脉极沉极数，而外症甚险。告其父曰：

———————————

① 犀角解毒汤：出自《杂病源流犀烛》。犀角、连翘、桔梗、生地、当归、薄荷、防风、黄芩、甘草、赤芍、牛蒡、荆芥穗。水煎服。主治：疹子出一日即没，毒邪内陷者。

以弟愚见，当是阴虚血热。此热症，非痧症也。如是痧，流连将十日，何无一点发耶？此虽新来，乃弟儿妇，当以私意治之，倘有误，亲家亦相谅也。其父诺。乃以大剂地黄汤易生地，合三黄汤满饮之。二更许沉沉睡矣。又恐余热未清，加蝉蜕、灯芯，四服而热止，病始安。令常服麦味地黄丸，半月痊愈。

伤寒温病本大异　痧证阴虚治不同

我家乡有个口头语，见有外感病重的就叫伤寒热病，医生也都说是需要发汗治疗。实际上是不知道，伤寒证跟热证是两个相反的病症。伤寒证，是真正伤于寒邪，须用热药发散的，张仲景的方法就是针对这种的。热病，可以是感受外界的风寒暑热邪气，也可以是因饮食不节嗜欲过度引起。一旦诊断不清，伤害到人是易如反掌的事。春季的温病夏季的热病，用刘河间的方法是很好；至于伤于饮食，嗜欲过度导致的病症可以结合李东垣、朱丹溪的办法治疗。参考各家方法，灵活变通，治疗就不会出现遗漏了。

大儿媳进门十几天，得了温热病。病痛呻吟，转侧不安。因是新媳妇，赶紧告诉了他父亲。他父亲请个医生来，是我们乡里丙午年的秀才。年轻时曾与我一同参加过考试，这人玩世不恭，乡里人都不喜欢他，生活多不如意。他虽通医理，但不知读的什么书，每次治病，用药都是三四味，都是按分来计算的小剂量，所以取效的很少。请他给大媳妇看过，出来告诉我：是痧证，应该用犀角解毒汤。我觉他说的还有些道理，就赶紧让他们用药，药后痧没见出，热还是跟原来一样。又换了个大夫，是河南武安做药材买卖的人，稍微懂得药性，处方的字还常写错，心中也没什么文化根底，不过治病倒是也有几个被治好的。正赶上给邻居看病，请来看，诊脉一小会就出来说：是痧证，又兼有胃寒，所以胸中烦闷恶心，应该用温散的方法。请他处方，是平胃散。我不想让儿媳用，但家人都说：有时运的大夫也常误打误撞把病治好，试试看吧。药喝下去热势增加，到几乎发狂的程度，昼夜不安。实在没办法了，我才进去给儿媳诊脉，见脉象特别沉特别数，表现的症状也非常凶险。跟他的父亲讲：按我的看法，这种情况应该是阴虚血热。这样的热症，跟瘀证不同。如果是瘀证，迁延将近十天了，怎么一点瘀都没发出来？她虽刚来我家，终归是我的儿媳，我必定尽力救治，如果有误，亲家也要多谅解。她父亲答应让治。我就用大剂量地黄汤，去熟地用生地，合三黄汤服用。到二更天沉沉睡去。又怕余热没能清除，又加蝉蜕、灯芯，再吃四服热退，病才安定。再让她常服麦味地黄丸，半个月痊愈。

第63课

阴热斑疾

　　余甥名映昌，以服贾奔走，兼不节饮食，四月忽得斑疾。初斑未清，请董医视之，董以时症兼食，用五积散，病益重，浑身如丹，目睛皆赤。有老女医为人按摩，延视之，知为斑，乃以针刺其舌，又刺其阴而吮之[①]。心稍清，气稍定，而热则如故。余知而省之。见面汗如流，口唇焦破，以为阳明胃热。诊其脉则沉而数。问二便，则小便赤，大便如常。腹亦绵软。知为阴热无可下，宜清之。乃以知柏地黄汤进之。初服而热减，三服而热清。困卧不起，面目黄瘦矣。惟急索食。告之曰：病已去，

----

① 又刺其阴而吮之：刺舌下放血？此句语义不明，存疑。

《醉花窗医案》白话讲记

不必服药，惟饮食宜清淡减少，否则恐复发也。调养一月而安，此亦阴热症也。

脉而沉数为阴热　知柏地黄愈斑疾

我的外甥映昌，因经商四处奔波，加上饮食不规律，四月忽然得了斑证。开始还没确定是发斑，请了位姓董的医生看，认为是时症夹食，用五积散，病反而加重，浑身色赤如丹，眼睛都是红的。有个年纪大的女医生给人按摩治病，请来看，确诊为斑证，用针刺舌放血。心中稍清静，气机稍平定，而热不退。我知道这事就去看他。只见他脸上汗出如流，口唇焦干破裂，以为是阳明胃热。诊脉却见沉数。问二便，则小便赤，大便正常。按腹部绵软，知道是阴热，没有可以泻下的实邪，应该用清法。于是用知柏地黄汤。第一次喝下去热势减轻，三次热退。由于此次患病，导致困倦卧床不起，面目黄瘦。一直索要食物。我告诉他：病已经去除，不用再喝药，只是饮食应该清淡、少量，否则容易复发。如此调养一个月后完全康复，这种也是阴热证。

第 64 课

血虚肝郁

同谱王丹文之母，夏月染疫症，留连数月。屡易医，病渐去，而苦发热头痛，胸中烦扰。而性情反复，忽而不服药，亲邻力劝之而不肯也。一日头痛甚，丹文专车迎余，因视其病，以同谱故侄呼余，余亦伯母呼之。再三开导，乃许服药。诊脉则沉数，而肝部涩，左寸微。告丹文曰：此血虚肝郁也。专滋阴以润血，热当已，且乙癸同源①，血润则肝亦舒，头痛亦当止，乃开归芍地黄汤，加薄荷、山栀以清之。二日后，丹文来，问之，则身凉而头痛止矣。又不服药，余以其病无碍听之。

肝血肾精本同源　滋阴血润人安然

　　同族王丹文的母亲，夏月感染疫证，反复发作有几个月。多次换医生，疫证才逐渐消除，但遗留发热、头痛、胸中烦扰的症状。并且她性情也反复不定，有时候就不用药，亲戚邻居劝解也不听。一天，头痛得厉害，丹文专门派车来接我去给她看病。因是同族，她称我侄子，我叫她伯母。再三地劝导她才答应吃药。诊脉见沉数之象，左关肝部涩，左寸部微。告诉丹文说：这是血虚肝郁。专注于滋阴润血，热当愈，且"乙癸同源"，血润肝气也可以舒展，头疼也会好。开归芍地黄汤加薄荷、山栀清热。两天后，丹文来我这里，问他病情如何，回答说热退身凉，头痛已止，又不愿意用药了。我认为她的病不会再有大碍，也就听之任之。

《醉花窗医案》白话讲记

---

① 乙癸同源：从天干与五脏相配属上说，肝属乙木，肾属癸水。乙癸同源就是肝肾同源，肝藏血，肾藏精，两者关系密切。而肝血、肾精都由水谷精微化生，故肝血、肾精同源于水谷精微。并且，肝血的化生，有赖于肾中精气的气化；肾精的充盛，也有赖于肝中血液的滋养。精血互生，盛则同盛，衰则同衰，故又称"精血同源"。

第 65 课

论人参

曾读纪文达公五种《笔记》[①]，载有一条，辩论人参。谓关东人参，得东方生发之气，偏于提补；上党人参，得中央土厚之气，偏于培脾，其用颇疏。此语真前人所未发，余尝因而思之，古方所载人参，即上党之潞参也。其时关东未必有参，即有亦未必入中国。

前明，吴守备到辽沈，闻东参能延年益寿，乃服至半斤，遂至腹泻不止，可见关东人参，至明始入中国。明以前所用之人参，即潞参也。不过在前古则潞参皆地中自植，年深日久，其力颇厚；近则以此为利，年年种而收之，其力较薄耳。

本草谓用参多则宣通，少则壅滞，此言尤要。盖草木之性，全以气胜，况参俱甘温，甘温则能滑泻，吴守备之腹泻，盖由于此。不比五谷之性，专有益于脾胃也。

每见近日士大夫家，日日用参，且用东参，以求调养，少则足以减食，多则必致泻腹，亦何惑之甚耶？

余尝本文达公之意，凡气虚而怯，或痘疮危急，平板不起，用东参辄应手而效。治脾胃虚弱，土湿下陷，饮食不思者，专用潞参，以益健运，亦无不验。

每见近世业医者多货药，临一症则用参、用茸，惟恐其药

————————————
① 《笔记》:《阅微草堂笔记》共五种，二十四卷，其中包括《滦阳消夏录》六卷、《如是我闻》四卷、《槐西杂志》四卷、《姑妄听之》四卷、《滦阳续录》六卷。

之不售，其罪恶岂浅鲜哉！因附志于此，以为妄而无知者，示之戒焉。

论人参

曾读纪晓岚先生的五种《笔记》，其中一篇论述了人参。说关东人参，得东方生发之气，药性偏于升提补益；上党人参，得中央土厚之气，药性偏于培补脾胃。两者的作用有很大区别。这种观点是前人没有提出的。我原来也考虑过这个问题，古方中记载的人参，都是上党地区的潞参。那时候关东未必有人参，即便有也未必传入中原地区。

前明吴三桂到辽沈地区去，听说那里的人参能延年益寿，就用了半斤，导致腹泻不止。由此可见，关东人参到明朝才传入中原地区。明以前用的人参是潞党参。不过古人用的潞党参都是地里自然生长的，年深日久，药力深厚；现在为了赢利，当年种下当年就收获，药力比较轻薄。

本草著作中说，人参用量大有宣通作用，用量小有壅滞作用，这种认识非常重要。大概来说，本草的药性全凭气味作用，人参味甘性温，甘温药都有促进气机运转功效。吴守备的腹泻，大概也是这个原因。药物不比五谷，五谷的性味平和，对脾胃有益无害。

常见官宦之家，天天用参，并且是用关东参，目的是想调养。用得少的有些出现饮食减少，用得多的也有出现腹泻的，根据上面的看法，也不用大惊小怪了。

我根据纪晓岚先生的见解，对气虚体弱的，或痘疮危重，平塌不起的，用关东人参都能随手见效。治疗脾胃虚弱，土湿下陷，不思饮食的，专用潞党参益气健运，也都效验。

常见现在从医的也卖药，遇到一个病症就用人参、用鹿茸。就怕自己的药卖不出去。这种罪恶行为不在少数！所以附带记录下来，让那些胡来又无知的人作个警戒。

《醉花窗医案》白话讲记

第 66 课

实证似虚

　　同乡张七兄名守秩，其夫人患痢疾，屡治不效。托其戚梁某转邀余视之，则年五十余，人甚枯瘦。诊其脉，浮数特甚。问发热否？曰：热甚。问渴否？曰：渴甚。余曰：若然，则腹必胀痛也。曰：然。乃告张曰：外似虚，却是实证，非下之不可。张不然其说，曰：体素虚，况痢则愈虚，再下之恐不相宜，万一病不可补，微利之可乎？余告以利之无益，若再迟数日，恐内蕴攻胃，成噤口也。张不得已，嘱余开方。余以大承气汤进。归经数日，又请往视，余曰：此病当大效，何迟迟至是？问来人，则前方恐过峻，减去芒硝故也。乃告其来人曰：归语张某，不服芒硝，勿望余治也。来人归以实告，张勉强加芒硝服之，越半时腹中如坠，暴下如血块数次，病者气乏而卧，痢亦止矣。越日遣人又问，告曰：病已去，不必再下，但病实伤阴，以芍药汤①和之，数剂则无误矣。归遂服芍药汤，半月而安。中秋备物作谢，言之始知其详。

---

① 芍药汤：出自《素问病机气宜保命集·卷中》。芍药一两（20 克），当归、黄连各半两（各 9 克），槟榔、木香、甘草（炙）各二钱（各 5 克），大黄三钱（6 克），黄芩半两（9 克），官桂二钱半（5 克）。每服半两（15 克），水两盏（240 毫升），煎至一盏（120 毫升），食后温服。功用：清热燥湿，调气和血。主治：湿热痢疾。腹痛，便脓血，赤白相兼，里急后重，肛门灼热，小便短赤，舌苔黄腻，脉弦数。

实证似虚多顾忌　用药迟疑反误人

　　同乡的张七兄，名守秩。他的夫人患痢疾，多方治疗无效，委托他的亲戚梁某邀请我去看看。她年纪有五十多岁，体质枯瘦。诊脉见浮数得特别明显。问是否发热？回答说热得很重。问是否口渴？回答说渴得厉害。我说：如果是这样，一定腹部也有胀痛，回答说是这样。于是跟张守秩说：表面看是虚证，其实却是实证，一定得用下法才行。张不同意这种看法，说：她平时体质就虚弱，加上得痢疾这么长时间应该是更加虚，再用下法怕不合适，这个病实在不能用补的话，也稍微地利下可以吗？我告诉他用微利的办法没什么用，如果再拖延几天，怕内里的淤滞攻伐胃腑，成噤口痢。张不得已，让我开方。我处以大承气汤。我回来后，经过几天，又派人请我去看。我说：这病用药后应该明显见效，怎么这么多天还这样？来人告诉，是怕前面的方子太过峻猛，减去了芒硝的原因。于是我告诉来人：回去跟张守秩说，不用芒硝，不用想让我治疗了。来人回去跟张如实说了，他才勉强把原方的芒硝用上。过不多时，腹中如坠，泻下像血块似的东西多次，患者乏力卧床，痢疾也停止了。隔天又派人来问，告诉他病好了，不用再用下法。但这场病也伤了阴液，需要用芍药汤调和，几剂就没问题了。回去按吩咐用药，半个月痊愈。中秋带着礼物来感谢，交谈中才了解到治疗时的一些细节。

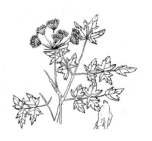

第 67 课

痰热上潮　喉中结核　数年不孕

越二年，张七兄之女，适吾乡大郎神村宋，数年不孕，月事不以时至，饮食亦少。春间忽患咽痛，人以为感冒瘟疫，凡解毒散风、消火凉血诸药，无所不施，而喉痛如故。张求余治，诊其脉沉而滑，恐喉中肿烂，以箸按其舌而视之，则痰核累累如贯珠，自喉连及上腭。且复如此，乃笑曰：如此不着紧病，乃累赘至是乎？头不痛，鼻不塞，非感冒也；项不肿，喉不闭，非瘟疫也；不渴不热，非火也；不汗不昏，非风也。此乃痰热上潮，结而成疮形，按之软而滑，其痛若口疮。况病者体素肥，痰膜凝结，故数年不孕，月事不至。但去其痰，则血络通，不惟止喉痛，即月事亦当至也。其父喜，急索方，余以芩连二陈汤示之，告曰：二服喉痛自止，再合加味二陈丸一料，时常服之，不半年必更壮矣。病者听之，余亦不问。迨戊午春，于宗人处，见张至，急揖谢曰：小女病，诚如君言，今抱子矣，鄙亲家亦极感谢。为之一笑。

痰热上潮喉中痛　祛痰散结血脉通

过了两年，张七兄的女儿，嫁给我们家乡大郎神村的宋家，几年不怀孕，月经周期也不准，饮食也少。春季忽患咽痛，都以为是感受了瘟疫邪气，用解毒散风、消火凉血这些药，各种办法都试遍了，但咽喉疼痛并没有改善。张请我治疗，诊脉见沉而滑，恐怕喉中肿烂，用筷子按着舌头看，咽喉部起了很多像串珠一样的痰核，从咽喉部一直到上腭都是。竟然如此，我笑说：这么不要紧的病，怎么搞得这么麻烦。没有头痛、鼻塞，就不是感冒；脖子没肿，喉部没有闭塞，也不是瘟疫；不渴不热，不是火；无汗出异常，也不头晕，不是风。这是痰热上壅，郁结成类似疮的形状，按着是软而滑，疼痛也像口疮。况且患者平时体态肥胖，痰膜凝结，也是导致几年不孕、月事不行的原因。治疗上只要把痰去除，则血络通畅，不止喉痛会好，月事也应该如期而至。她父亲非常高兴，索要处方。我处以芩连二陈汤，告诉他：两服后喉痛止住，再配加味二陈丸一料，坚持服用，用不了半年，身体一定更康健。嘱咐明白，患者也都听到了，我也就没再过问。等到戊午年春，在同族人家里遇到张七兄，他赶忙上前拜谢我说：小女的病，真的像您说的一样，现在都生了小孩了，连我的亲家都特别感谢您。

第 68 课

脾虚血崩

戊午秋，张七兄亲家之夫人，继室也。即前病喉痛者之姑，年未四旬，得血崩疾。其家富甲一乡，因距城颇远，恐有仓猝病，医药不便，乃设药肆于家。而乡中贫苦者，辄造而请视疾。故亦时时观医书。以夫人病崩，自用血余散①止之小效。更一

---

① 血余散：出自《太平圣惠方》。乱发（烧灰）为细末。每服一钱，粥饮调下。主治吐血，衄血，妇人崩漏，产后尿血，头发鲠喉。

医，又以为热，用寒凉清之，转益甚。乃嘱张偲求余治，余以路远辞，而张哀恳至再，不得已，随之去。入而视之，见病者面如石灰，唇指皆白，知为血虚之极。乃诊其脉，则微弱特甚。乃曰：此中气下陷，脾虚不能摄血，故崩不止。再服寒凉恐血脱也。此时不宜峻补，但提其中气。气能统血，则崩自止。涩之、截之皆非法。因为开补中益气汤，宋似嫌其平平无奇。乃告之曰：君曾读医书，不闻士材先生之言乎？其云："补气有行血之功，补血无行气之理。"二语极为明确。可见血随气行，气升则血升，气降则血降。若不摄其气而徒止其血，所谓扬汤止沸也。今升其气，使摄血而不下降，然后再用圣愈、养荣之类补其虚，气血相调，并可受孕，治病犹余事耳。宋豁然悟，首肯者数四。更为开大剂圣愈汤，告曰：服补中汤不四帖血当止，后以圣愈汤继之，如恐其烦，可易汤以丸。余去矣，不必再视也。归不数日，时将春夏之交，宋遣人担过牡丹二本。并道病已痊愈。再三申谢。余受而栽于盆，培植灌溉，以吾乡水土杂盐卤，其性极恶。除石榴、葡萄而外，凡花果皆不宜此水，宋所送之牡丹，来时正含苞欲吐，余遣人灌溉，不数日，苞萎而枝渐枯，拔而弃之，增惜焉尔。

脾虚不摄血不止　气升血止病方平

戊午年秋，张七兄亲家续娶的夫人，就是前面喉痛患者的婆婆，年纪在四十多，得血崩证。他们家在当地是富户，因离城镇较远，怕有急病找医生、抓药都不方便，自己就在家里开了一个药铺。附近贫苦的人有毛病，就去找他，所以也常看些医书。夫人得了血崩证，自己就用血余散止血，有些效果。换个医认为是热引起的，用寒凉药反而加重。于是请张七兄来求我去治疗，我因路途远推辞，张反复恳求，不得已，跟他去看。

到了一看，患者面如石灰色，口唇、指甲都是白的，知道是血虚得厉害。诊脉见微弱显著。于是说：这是中气下陷，脾虚不能摄血，所以血崩不止。再服寒凉药恐致血脱。这时候不宜峻补，只需提升中气。气充足能统血，崩下才能止住。收涩、止血都不是根本的解决办法。根据这些开了补中益气汤，宋似乎嫌弃方子太平常。于是又跟他说：你也曾读医书，不知道李中梓的观点吗？他说："补气有行血之功，补血无行气之理。"这两句话说得非常明白、准确。可见血随气行，气升则血升，气降则血降。如果不固摄住她的气，却只是去止血，就像所谓的扬汤止沸一样不能解决根本问题。现在先把气机提升上来，让血得到固摄不再下行，然后再用圣愈汤、养荣汤这类去补虚，气血相互调和，病可以好，还可以受孕，治好病都是随带的事情。宋豁然领悟，反复表示同意我的观点。之后又开了大剂量圣愈汤的方子，告诉他说：用补中益气汤四帖，血应该可以止住，接着就可以用圣愈汤，如果长期喝汤药困难，可以做成丸剂。我走了，不用再看了。

回来没过几天，当时季节接近春夏之交。宋派人送来两株牡丹，并告诉病已经痊愈，再三感谢。我收下牡丹，栽到花盆里，培植灌溉。因我家乡的水土含盐卤，牡丹特别怕这种土质。除石榴、葡萄之外，很多花果都不适合这种水。宋给的牡丹，来的时候正是含苞待放，我让人灌溉，没几天，花骨朵、花枝都枯萎了，只好拔了扔掉，甚是可惜！

《醉花窗医案》白话讲记

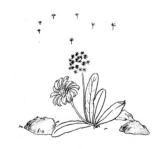

第69课

食积经闭

　　妇人经闭一症，其因多端。而各有虚实之分。审其实而攻之，察其虚而补之。偶一不慎，致祸尤速。

　　友人王福友之妻，少以贫寒致痞疾，适王数年，面黄肌瘦，月事不至，至或淡少，久而腹痛增胀。延医视之，见其形症，皆以为虚，补之不应，而王固粗质，亦任之。半年腹大如鼓，见食辄吐，渐至不起，乃邀余治，诊其六脉坚大而迟，知为寒凝食积。问曰：胃中按之有坚块否？病者曰然。告曰：此自幼生冷风寒伤胃气，故甚则增痛，且四肢发厥，盖虚人实症也。不温胃以散其结，则气凝而血必闭，无怪补之增剧。乃以五积散投之，两服而腹稍舒。又以香砂平胃散合乌药散①并用之。有邻人素看医书，见方诧曰：病属经闭，治当行血，乃用消食之剂，无乃非法。余曰：君自不信，看药后效验何如。王命其妻服之，越两日而下秽物，腹膈顿舒。又命常服香砂养胃丸，廿日余而月事至矣。

　　邻人请其故，告曰：人身之气血，相须而行。若置气而理血，断无效验。且人以胃气为主，乃一身生化之源，而胃经多

---

　　① 乌药散：出自《太平圣惠方·卷七一》。乌药30克，木香30克，桂心30克，青橘皮（汤浸，去白、瓤，焙）30克，蓬莪术30克。上药捣细罗为散。每服以生姜15克，拍碎，黑豆15克，同炒豆令熟，入童便250毫升，煎三五沸，滤去滓，调下散药6克。治妇人血气上攻，心腹疼痛不可忍，神情闷乱。

气多血，气舒则血行，气结则血滞，气热则血凝，气寒则血少。前人调经诸方，理血无非理气也。今王某之妻，气为寒食凝滞，故血亦不行，非血本亏也。若用四物等类血药多凉性，转于胃气有碍而愈不行。今以祛寒消食之品投之，气温则行，食消则通。气行而通，血不通者，未之有也。闻者首肯再三，凡有疑，辄质问焉。

气行血行互为用　食积经闭虚实兼

妇人的闭经症，原因很多。不论何种原因都要先分虚实，辨为实证要攻伐实邪；断为虚证要补其不足。稍有失误，就会迅速导致不良后果。

朋友王福友的妻子，年幼时因家境贫寒得了痞证。嫁给王几年，一直面黄肌瘦，月经不行，就算经来也是色淡量少，时间一长更是出现腹痛、腹胀。找医生看，根据她的体质和症状，都认为是虚，但用补却不见疗效。王本来就是个粗蠢的人，也就听之任之。又半年腹部胀大如鼓，见到食物就吐，逐渐发展到卧床不起。这才请我去诊治。诊脉六部坚大而迟，知道是寒凝食积。问她：胃中按着有硬块吗？她说有。告诉她说：这是从小食用生冷，风寒之邪伤了胃气，所以厉害的时候会疼痛，并且四肢厥冷。大体来说，是虚弱体质得了实证。不用温胃散结的方法，气机凝滞，血一定闭塞不行，难怪用补法症状会加剧。于是用五积散治疗，两服后腹痛缓解。又用香砂平胃散合乌药散一同用。他们家邻居平时也看医书，见到这个方子很诧异地说：闭经应该活血，怎么用消食的方子？没见过这么治病的。我说：你不信，就看用药后的效果如何。王让他妻子按我的方子服用，过了两天泻下一些秽浊的东西，腹部、胸膈一下子舒服很多。又让他用香砂养胃丸，二十多天后月经也来了。

他们的邻居请教其中的缘故，我告诉他说：人身的气血，

《醉花窗医案》白话讲记

是相互作用才能正常运转。如果不管气的问题，只是调理血，必定不会取得好的效果。并且人以胃气为本，是一身气血生化的源头，胃经又是多气多血之经，气机舒展则血行顺畅；气机郁结则血行停滞；气机不足则血也亏虚。如果用四物汤这类血药也多有凉性，这种药性更阻碍胃气运作。现在用祛寒消食的方子治疗，气得温则行顺，食得消则通畅。气行通畅，血没有不通的。这位邻居非常赞同我的观点。以后有什么疑问，也常来问。

第 70 课

气滞经闭

又邻人李寿昌之妻，年四十余，忽患经闭，其夫素务农，日用颇窘，兼无酒德，醉后辄加诟厉，妻久而郁结，遂成病。适夏间阴雨，李忽踏泥而至。问何为？曰：家人病甚，拟请诊视。余问何病，则曰：经闭数月矣，此时腹中胀痛，饮食不下，人皆以为蛊。请一视之，果不可治，亦听之矣。问身体肿否？曰：不肿。乃曰：不肿则非蛊也。问痛多乎？胀多乎？对曰：痛有止时，胀则时时如此，几乎大便不利。余曰：此气滞碍血也，无须诊脉，但服药三四付，则病愈。李曰：不如一诊，较为稳当。余曰：此病显而易见，何在诊脉，尔无非愿病愈，但能病愈,何必诊也。乃处以《本事》琥珀散^①,命服四付。李持而去,余亦忘之。至中秋晚餐无事,余巡行田垅间,李忽携镰自禾黍中出而叩首,余惊问何故?对曰:内人服君药一服,即胸膈雷鸣下气而胀减,再服之,病全失矣。余以其病已愈,不必再服,至今月事不愆,饮食壮健,真仙方也。以农忙未得叩谢,兹遇君敢申意也。余笑而扶之起。说麻问稷,日暝而归。

审证求因无需脉　理气化瘀治经闭

又一邻居李寿昌的妻子,四十多岁,患经闭证。她丈夫平时务农,本来家境不好,加上酗酒,喝醉酒就责骂她,时间久了气机郁结就成了这个病。

在夏季正逢阴雨天,李忽然踩着泥泞来我家。问:怎么了?说:家人病重,想请去给看看。我问:如何不好?回答说:闭经几个月,现在腹部胀痛,饮食也吃不下,都认为是蛊证。请去看看,如确实不能治,也就听天由命了。问:身体有水肿吗?答:不肿。于是说:不肿就不是蛊证。问:痛得厉害,还是胀得厉害?答:疼痛还有停的时候,胀却持续这样,就跟想大便却便不出一样。我说:这是气滞血瘀,也不用看脉了,吃三四剂药病就能好。李说:不如看一看更稳妥吧。我说:这病显而易见,不用诊脉,你无非就是要把病治好,只要病好,何必一定诊脉?于是处以《本事》琥珀散,让吃四剂。李拿方子走了,我也就忘了这事。

到中秋,晚餐后没事,我到田间闲步,李忽然带着镰刀从

---

① 琥珀散:出自《普济本事方·卷一零》。荆三棱(制)、蓬莪术(剉)、赤芍药、刘寄奴(去梗)、牡丹皮(去心)、官桂(不见火)、熟干地黄、菊花(去萼)、真蒲黄、当归(干称,细剉)各30克。上药前五味,加入乌豆270克,生姜250克(切片),用米醋2.4升同煮,豆烂为度,焙干,再入后五味,同为末。每次服6克,用温酒调下,空腹时服。若是寻常血气痛,只一服;产后血冲心,二服便下。逐瘀止痛。治妇人瘀血壅滞,经来腹脐疞痛不可忍,及产后恶露不快,血上抢心,迷闷不省,气绝欲死。

田中出来叩首感谢。我吃惊地问是怎么回事？他说：内人吃了先生的一剂药，胸膈间就响如雷鸣，郁气随之下降，胀痛减轻，再吃一次，症状就全部消除。我以为病已经好了，就不用再用药。到现在月经也按时而至，饮食正常。你这真是仙方。我因农忙没机会去叩谢，现在遇到您赶紧表明谢意。我笑着扶起他，跟他聊了些农家的事情，天要黑了才回家。

第 71 课

论绵山血见愁

绵山为吾介一巨观，峰峦秀美，洞壑幽深，而抱腹崖、蜂房泉尤为奇绝。夏秋间游人如织，其山产奇花异草、药材尤多，绵黄芪、汾甘草，载在本草，传之古今，卓然不朽。惜介人性不辨药，甘草尚有土人掘而市之，余则无采之者矣。其高山之阴，产一药，名"血见愁"，土人游绵者，辄携以归，治血症，无不奇效。余家常藏之。其枝杆类枯蒿，味色极其平淡。

余十岁后，得便血疾，更数十医无效。有老农以此药遗之，煎而当茶饮，不数日，血竟止。后服理脾药廿日遂瘥。乃珍视之。

后邻人有患吐血者，以少许服之，吐亦止。庚申秋，内人产后血晕①，诸药无效，忽忆此药，服之遂醒。越数日，余在县署谈及此药，适比部刘麟甫在座，请曰，亲患吐血数月矣，参

——————
① 产后血晕：是以产妇分娩后突然头晕目眩，眼泛黑花，不能起坐，心胸满闷，恶心呕吐，痰涌气急，心烦不安，甚则口噤神昏，不省人事为主要临床表现的产科常见病证。

茸服斤许，而血不止，君盍①赐一撮。乃封寄两许，数日而愈。又县幕钱席宾季刚先生之侄媳，产后血晕，百药无效，季刚已为置殓具矣，余以此药遗之亦愈。后与邻里谈及，凡得此药治血晕，无不愈。故妇人又呼为血晕草。

余以此药名问之药肆，持出，则自禹州来者，形类赤首乌，绝非绵产。后遍翻本草，亦无载此药者。因思奇才异品，护世无穷，而味不经神农之口，品不列金匮之书，遂至淹没深山穷谷，医林无知之者，亦此物之不幸也。噫！独血见愁也乎哉！附志于此，以补本草之缺，有心者，幸勿忽焉。

论绵山血见愁

绵山是介休境地有名的一处景观，峰峦秀美，洞壑幽深，其中抱腹崖、蜂房泉尤其奇绝，夏秋季节游人如织。山中出产奇花异草中可以药用的尤其多，如绵黄芪、汾甘草，在本草类著作中早有记载，由古至今，功效卓著，得以公认。可惜介休本地人都不注重对药材的辨别。甘草还有当地人挖出来卖，其他的都没人去采收。绵山高处的山阴，出产一种药，叫"血见愁"，去游玩的人都带点回来，用于治疗血症，都有奇效。我家里也常备此药。这药的枝茎类似枯蒿，味道、颜色非常平常。

我十多岁时，得了便血的毛病，找了很多大夫治疗也没有疗效。有位老农拿这药给我，煎水当茶喝，没几天，血竟然止住。后又服理脾药二十多天病就好了。所以对这个药很看重。

后来邻居有患吐血的，用少许这个药服用，吐血得止。庚申年秋，内人产后血晕，用了几种药都无效，忽然想起这药，服下去就醒过来了。过了几天，我在县署谈到这个药，正好刑部司官刘麟甫在场，跟我说：有亲人患吐血几个月，人参、鹿

《醉花窗医案》白话讲记

---

① 盍 [hé]：何不。

茸用了一斤多，血也没止住，先生可否给我一把这药？于是给他邮寄了一两多，几天病愈。又有县中幕僚钱季刚先生的侄媳，产后血晕，各种药都无效，都已经准备好死后要用的东西了，我给他这药，用后病愈。之后跟邻里中的人谈到这些，都讲用此药治疗血晕没有不好的。所以，妇人们也叫这药为"血晕草"。

我到药房中去找"血见愁"，拿出来看，是出自河南禹州的，形状类似赤首乌，绝对不是绵山出产的这种。后来翻阅了很多本草类著作，也没发现记载此药。因此想，世上奇异的物品，也对世间有非常大的帮助，但只要未经神农品鉴过药性，没有被著录在金匮医书上，医学界无人知道它的存在，实在是此物际遇的不幸。哎，这样的不幸，又岂止发生在草药的身上呢？

附记在这里，用以补充本草类著作记载的欠缺，有心人不要忽略呀。

第 72 课

天花逆证

邻人赵楚仁，天津典商也，家小康而妇甚悍，生数女一男，极钟爱之。戊午夏，其五女，年六七岁，发天花。遣人邀余视之，见其形密如蚕种，平板细碎，几乎遍体。而口唇外，尤环绕无隙，且手足发厥，饮食不进。问几日？曰：两日矣。余曰：发热否？曰：不甚发热。问二便如常否？曰：大便溏，小便过多。告曰：痘症发热，三朝自头至足，渐次见点，须颗粒分明，形色红润，饮食二便如常方好。今令媛之痘，不两日一齐拥出，且形色、饮食、二便如此，兼带锁口，真逆症也，恐治亦不效。其妇嫌余言唐突，语涉怨怼，其夫目怒之，乃止，余曰：来看病非生气，请待以十日，果有能治之者，余当师之，拂衣欲出。其夫力求一方，乃以升麻葛根汤[①]加参、芪付之曰：此敷衍法也。赵服之，越日而痘稍起，急遣人告余曰：痘有转机，可再视之，余力却之，赵似怨余，乃请他医。不十日，痘靥而毙。其家乃信余言，后遇赵于街，长揖作谢。余曰：病不能治，何谢为？赵曰：早听君言，可省药钱数贯。余曰：此亦有定数，不费此钱，恐不殁也。赵含泪而去。

天花逆证终不治　虽尽人力总难成

邻居赵楚仁，在天津做典当生意。家中小康，但媳妇性情异常彪悍，生了几个女孩一个男孩，特别宠爱他们。

戊午年夏季，他的五女儿，年纪六七岁，发天花，派人请我去看。只见疹子形状密集如蚕种，平板细碎，几乎遍布全身。口唇外环绕没有空隙，手脚发凉，不进饮食。问几天了？答：两天。问是否发热？答：没怎么发热。问二便正常吗？答：大便稀溏，小便多。告诉他们：发热出痘的病，三天从头到脚，依次出痘，颗粒清晰，形色红润，饮食、二便正常的才是佳象。现在令媛的痘，没到两天全都出来，并且形色、饮食、二便成这样，加上口唇周围密集，真的属于逆症，恐怕治疗也效果不好。他夫人嫌弃我说的直白逆耳，语气中就有怨恨的腔调，他丈夫怒目看她，才制止。我说：来看病，不是惹气的，等十天看看，果然有能治疗这种病症的，我一定拜他为师。甩手要走，他丈夫恳求给出一个方子，于是开了升麻葛根汤加人参、黄芪给他。并说：这也只是敷衍的办法。赵按方给孩子服用，隔日痘疹稍起。

---

① 升麻葛根汤：出自《太平惠民和剂局方》。升麻、白芍药、甘草（炙）各十两，葛根十五两。上药为粗末。每服三钱，用水一盏半，煎取一中盏，去滓，稍热服，不拘时候，一日二三次。以病气去，身凉为度。治疮疹初发未发。

急忙派人告诉我说：痘疹有转机，能不能再给看看？我极力推辞没去，赵似乎有些怨恨我。于是请别的医生，没到十天，痘毒内攻而亡。他们家才相信我的话。

后来在街上遇到赵，他长揖向我道谢。我说：病没给治好，有什么可谢？赵说：早听您的话，可以省下很多药钱。我说：这都是有定数的，不花费这些钱，可能还死不了。赵含泪离去。

第 73 课

小儿乳积

东邻李喜阳，与余往来甚契。庚申秋生一女，其夫人乳素壮，凡子女幼时，无不肥健。一日余至其家，见所生女昏睡不醒，喉中如锯，问何病？李曰：不知何故，早来忽得此疾，乳之不哺，二便亦闭，腹大如鼓，定是急惊，恐不救。余曰：何至如此？扪之浑身发热作汗，胸膈高起。告曰：此乳积也，下之可愈。李之表兄梁某，在李之前设药肆，命取笔砚，开白玉饼方，急令取药捣而灌之，两刻许，胸间漉漉作声，下秽物数次，汗止热退，醒而啼矣。乳之似甚饿，告曰：寄语夫人乳须从容，勿令过急，且乳必坐起，切忌卧乳，永无此疾。其夫人闻之而笑。问何故？则前夕卧乳半夜之所致也。李痛戒之。

乳积停食二便闭　白玉饼方一剂除

东邻李喜阳，跟我关系很融洽。庚申年秋季生一女，他夫人原本乳汁丰厚，前面的子女小时候，都发育健壮。

一天我去他家，发现他们的新生女儿昏睡不醒，喉中有像拉锯一样的响声。问是什么病？李说：不知是什么缘故，早晨突然出现这种问题，乳也不吃，大小便也没有，腹部胀大如鼓，一定是急惊风，怕是难以救治了。我说：不至于到不救的程度。用手摸孩子，浑身发热，有汗，胸膈高起。我告诉他们：这是乳积症，用下法可以治愈。李的表兄梁某，在李家前面开设药铺，让他拿来笔砚，开白玉饼方，赶紧去取药捣碎给孩子灌下去。半个多小时左右，胸间辘辘作声，泻下秽浊的东西几次，汗止热退，醒过来可以啼哭了。喂奶给她，貌似非常饥饿的样子。嘱咐李说：转告夫人，哺乳要从容，不要让孩子吃得太急。并且哺乳一定要坐起来，不要卧着喂奶，就不会再有这种毛病。他夫人听到我的说法，就开始发笑。问为什么笑？说就是前夜卧位给孩子哺乳才出现了这个问题。李严厉警告她不可再犯这样的错。

第74课

气郁成痰

医士郭梦槐之妻，以家道式微，抱郁而病。发则胸膈满闷，胃气增痛，转侧不食。郭以茂才设童蒙馆，而赍不给饘①粥，见其妻病，以为虚而补之，病益甚。乃来求余，诊其六脉坚实，人迎脉尤弹指，因告之曰：此气郁而成痰也，则发头晕，且增

《醉花窗医案》白话讲记

----

① 饘 [zhān]：稠（粥）。

呕逆，久而胃连脾病，恐成蛊①。郭求一方，乃以香砂平陈汤加大黄、枳实以疏之，二服而大解，病若失矣。

自治误补病益甚　气郁成痰用平陈

医士郭梦槐的妻子，因为家境衰落，情志郁闷得病。发作时胸膈满闷，胃中胀气，甚至疼痛，逐渐不思饮食。郭以秀才身份开设了小学堂，不过赚的钱还不够每日喝粥费用。见妻子得病，以为是虚证，用补益法治疗，病反加重。于是求我去给医治。诊脉六部坚实，人迎脉尤其弹指。于是告诉他们：这病是气郁成痰，发作时应伴有头晕，严重时出现呕逆。时间久了胃病及脾，怕成蛊证。郭求给出个方子，处以香砂平陈汤加大黄、枳实，用以疏导郁滞，二服大为减轻，原有症状消失。

第75课

误用失笑散致死

心胃痛一证，《内经》条目甚多，先辈名公，分为九等，极为详尽，《金鉴》遵之，编为歌诀而莫不有虚实之分，可谓无遗蕴矣。

曾忆邻村有医士姓王名维藩者，余同谱弟丹文茂才之族叔也，故业医，货药饵。邻有妇人病胃痛者请王治之，王用《海上方》

---

① 蛊：臌胀、胀满病久日深，气血留积，坚聚成形的病症称为蛊证。《易》有蛊卦，上下乖隔不通之象，有人久宴溺而疾生之意。《系辞》以为蛊坏之极。与此病机制相同，所以后世把上述病症概括称为蛊证。

中失笑散①，服之立效。后凡有患心胃痛者，王辄以失笑散治之，效否各参半。王素食洋烟，一日自觉胃痛，亦自取失笑散服之，痛转甚，至夜半痛欲裂，捣枕捶床，天未明寂然逝矣。

因思失笑散为逐瘀之药，王之邻妇必因瘀血凝滞，故用之立效。其余风寒暑热、饮食气郁，皆能致之，若概以失笑散施治，又不求其虚实，几何不误人性命乎？

王用失笑散不知曾杀几人，故己亦以失笑死，殆冥冥中之报也。业医者，可不多读群书，以求其是乎？

曾经取效先为主　　滥用失笑反害人

心胃痛这一病症，《内经》中记述有很多相关内容，前辈中有名的医家，又将其分为九种，对这种病症的认识已经非常详尽。《医宗金鉴》遵循这种分法，编为歌诀，并都分为虚实，可以说对此症的认识已经没有遗漏了。

曾记得邻村有位王维藩医生，是我同姓兄弟丹文秀才的本家叔叔，行医卖药为生。他的邻居有位妇人患胃痛，请王医生治疗，王用《海上方》中的失笑散，用后立刻有效。以后凡是遇到患心胃痛的，王就用失笑散治疗，有效的无效的各占半数。王平时吸食洋烟，一天自己觉得胃痛，也用失笑散，疼痛反而加剧，到半夜疼痛更加剧烈，捣枕捶床，天没亮就病逝了。

因这件事，我考虑失笑散是驱逐瘀血的药，他邻居妇人一定是因瘀血凝滞，所以用了就立刻见效。其他由风寒、暑热、饮食、气郁都可以导致此病，如果都用失笑散治疗，又不辨别证候的虚实，怎么能不误人性命？

王用失笑散也不知道误治害了几个人，所以自己也死在了失笑散上，大概是冥冥之中的果报。从事医生职业的，怎能不

《醉花窗医案》白话讲记

---

① 失笑散：《海上方》中无此方，最早见于《近效方》，录自《经史证类备急本草·卷二二》。

广泛研读医书，以寻求真正的医理。

第76课

水积吐食

里中相周庞兄之母，年五十余，得吐食症。始以为霍乱，吃塘西痧药①数粒，吐如故。又请一医以为气郁，用四七散②开之，仍如故。庞求余治，余细问形症，既非霍乱，亦非气郁。按其脉，则右关弦甚，余各平平，乃顿悟曰：此水积③也。病必小便不利，好饮水，胸膈闷滞，时兼头晕。病者点头称是。因以五苓散加苍术、木通利之，越日吐止。庞又请视，告曰：不必再视，但常服香砂六君子丸，不但不能停水，且大益于脾胃，于老人甚相宜也。庞遵之，其母遂健。

---

① 塘西痧药：是当时的一种中成药，塘西或为塘栖，有致和堂，依自家秘方制有神效痧气丸。苍术、麻黄、天麻、麝香、细辛、猪牙皂、蟾酥、大黄、雄黄、丁香、朱砂（水飞）。本品为朱红色的水丸，除去包衣后呈淡黄色；味苦、麻、微涩。祛暑辟秽，开窍解毒。口服，成人一次1瓶，3－5岁一次1/3瓶，6－8岁一次1/2瓶。用于水土不服，痧胀腹痛，吐泻，头痛恶心，牙关紧闭，四肢逆冷，头昏目眩。

② 四七散：即四七汤，《易简方》，录自《太平惠民和剂局方·卷四》。半夏五两，茯苓四两，紫苏叶二两，厚朴三两。为粗散，每服四钱，水一盏半，生姜七片，枣一个，煎至六分，去滓，热服，不拘时候。治喜、怒、悲、思、忧、恐、惊之气，结成痰涎，状如破絮，或如梅核，在咽喉之间，咯不出，咽不下，此七气所为也。或中痞满，气不舒快，或痰涎壅盛，上气喘急，或因痰饮中结，呕逆恶心，并宜服之。

③ 水积证：水液停滞不行，阻碍气机升降而表现的一系列病症。

水饮停滞食难入　温阳利水证自平

同乡庞相周兄的母亲，年纪五十多。患吐食症，开始以为是霍乱，吃几粒塘西痧药，呕吐依旧。又请一位医生，认为是气郁，用四七散开郁，还是无效。庞兄请我治疗，我详细询问了病情，知道既不是霍乱，也不是气郁。按脉见右关部弦象明显，其他部脉象平平无异。于是突然醒悟：这是水积证。这种病症一定小便不利，喜好饮水，胸膈闷滞，有时兼有头晕。患者确认有这些症状。于是开五苓散加苍术、木通，通利水饮。隔日呕吐停止。庞又请我诊视，告诉他说：不用再看，只要常服香砂养胃丸巩固疗效，不但不会再出现水液停滞，对脾胃也有好处，尤其年龄大的人更加合适。庞遵守用药，他的母亲逐渐康健。

第 77 课

审证与慎药

治病之道，如钥之启锁，无论显然相反，即相近者，辨之不明，治之不当而亦无效验。其间毫厘之差，千里之谬，如痰之与饮，皆水也，而有阴阳之分。温之与热，皆火也，而有微甚之别。其间或虚、或实、在腑、在脏，尤须详审。审之奈何？形、气、脉、证是也。合而参之，断无背谬。俗医知有心肝脾肺肾，而置六腑于不问，不知人生全以胃气为主，胃气盛，则脏腑皆盈，胃气衰则脏腑皆败。不但饮食谷气，全凭胃经生发，即病者服药，亦先入胃腑，而后达于他脏，故曰："得胃者生。"又诊脉以胃气为验。然则胃者生死之关也，不明乎此，而能达精妙者，未有也。且一病只有一法，故余治病未尝私自立方，所开皆古人成方，又不敢妄为增减。每见病者粗识字，则厌故喜新、求日易方药，不知药之为物，非五谷平和之气，利此则害彼，医士用之不当，必有诛伐无过之虑。久之，胸中混淆。病者非病病，乃药病也，富贵之家，尤易犯此，曾屡屡言之，以为以药饵调养者戒。

审证与慎药

治病，就如同用钥匙去开锁。不要说明显相反的，就算非常相似的，辨别不明确，治疗得不恰当也不会有疗效。其间可以说是差之毫厘，谬以千里。比如痰与饮，都属水类，却有阴阳的不同；温与热都属火类，却有轻重的区别。病症中或虚、或实、或在腑、或在脏，尤其要详细审查。如何审查？形、气、脉、证就是，综合地进行参详、判断，就不会出现错误。庸俗的医生只知道心肝脾肺肾，却不注重六腑的问题。实际是不知道，人的正常生命活动全凭胃气，胃气盛，则脏腑精气充盈；胃气衰则脏腑败坏。不但饮食水谷，全凭胃经生发，就算患病吃药，也先到胃腑，之后才布散到其他脏腑。所以说："得胃气则生。"又有诊脉也以是否有胃气为判断病情依据。这样说来，胃气是关乎生死的，不明白这些，医术就不可能达到精妙的程度。并且，每一种病都只有一种对应的治疗方法，所以我治病不曾自己立方，所开的处方都是古人的成方，加减上也不敢随便。常见患病的人粗略识几个字，就讨厌老方喜欢新方，每天都让加减方子。其实是不知道，作为药物，与五谷的气味平和不同，都有一定偏性，对这里有用对其他方面可能有害，医生应用不当，一定会有损伤到无病脏腑的危险。随意改动药方成了习惯，医生自己心里也就发生了混乱。很多病的问题不是出在疾病本身，而是出在用药上。富贵之家，尤其容易犯这样的错误。我也曾多次说这个道理，希望可以让那些乱用药物去调养的人作为警戒。

第78课

水停不寐

不寐之病,厥有数端:食积则消导;水停则逐水;阴燥则安阴;脾虚则补脾;阳盛则敛阳。实证多而虚证少,治之极当分别。

余读书于城东之三道河,有友人李君香泉年四十许,未博一衿。素嗜茶,自早至晚,约饮茶数十碗。见炉鼎热沸,则喜形于色。久之面乏血色,食量减少。每至秋初,则彻夜不寐,天明益渴。一日由家至塾,携丸药来,朝夕服之。又常蓄熟枣仁一囊,不时咀嚼。余问何故?则谓医家云,枣仁能安神,苦不寐,故常嚼之。问服何药?则因不寐请医士习天主教者,名王凝泰,令服人参归脾丸,谓是读书劳心,心血亏损所致。余曰:药效否?香泉曰:并不见效,然尚无害。余请一诊,则脉多弦急。告香泉曰:此水停不寐,非血虚不寐也。就枕则心头颤动,胸胁闷胀,小便不利,时时发渴,乃有余证,宜逐水则寐自安。若以归脾丸补之,久而水气上蒸,恐增头昏呕吐,年老恐成水肿。香泉曰:是是。急请一治。余以茯苓导水汤①付之,二更许,小便五六次,启衾而卧,则沉沉作梦语曰:好爽快。须臾转侧至明始觉,则遗尿满席,被幞如泥,而饮自此少,食自此进。命常服六君丸

---

① 茯苓导水汤:出自《医宗金鉴》。木香、木瓜、槟榔、大腹皮、白术、茯苓、猪苓、泽泻、桑皮、砂仁、苏叶、陈皮各等份。水煎服。妊娠水肿胀满,喘而难卧。胀甚者,加枳壳;腿脚肿者,加防己;湿喘者,加苦葶苈。

《醉花窗医案》白话讲记

以健脾胃。香泉逢人说项①焉。

水湿停滞成不寐　效方茯苓导水汤

失眠这种病症，治疗有几种情况：食积的用消导；水饮停滞的用逐水；阴亏而燥的用养阴；脾虚补脾；阳盛敛阳。这种病实证多虚证少，治疗时尤其先要辨清虚实。

我在城东三道河读书时，有位友人李香泉，四十多岁也没考取到功名。平时喜欢喝茶，从早到晚，大约可以喝几十碗。见到炉上的水一煮沸，就喜形于色。时间一长脸上缺少血色，食量减少。每到入秋，就彻夜难眠，天亮时候还有口渴。一天从家中到私塾来，带着丸药，早晚服用。并且平时也准备着一袋子熟枣仁，不时地嚼着吃。我就问他什么原因？他说：医生们说枣仁能安神，我被失眠折磨，所以经常吃这个。问他吃的什么药？说：因为失眠，找了位信仰天主教的医生王凝泰，他让服用人参归脾丸，说是读书劳心，心血亏虚导致的。我问有效吗？他说：没见效果，也没觉有什么不良反应。我主动给他诊脉，多弦急之象。告诉香泉说：这是水停不寐证，不是血虚不寐。躺下时会出现心头颤动，胸胁闷胀，小便不利，总觉口渴。得你这种病，应该逐水，睡眠就会改善。如用归脾丸补益，时间长水气上蒸，怕会增加头昏呕吐的问题，年龄大些还可能成为水肿。香泉急忙答道：正是这样。让立刻给他治疗，我开茯苓导水方让他用。二更多，小便了五六次，之后裹着被子就睡着了，沉睡中还说梦话：好爽快。翻来覆去直到天亮才醒，只见尿了满床，被子湿透了皱成一堆。从此喜饮的问题减轻，饮食增加。让他常用六君子丸，来健运脾胃。此后香泉见人就要提起这件事。

---

① 说项：说好话，这里是广为宣传的意思。

第79课

食积作吐

里中庞守愚茂才之子，年四岁，忽患痛①，浑身发热，见食作吐，汗出不止，已昏昏不知人。庞以训蒙在外，其家之人经纪，听之，病增甚，乃转人求余治。往而问之，则以未出天花，邻媪以西河柳、胡荽等发之。提其腕，则脉颇弦大。问饮食乎？曰：不食数日，且见食则吐，即粥不进矣。问二便乎？曰：小便赤如血，大便绝无。按其腹胀甚，按胸则张口作痛状。乃告曰：此停食也，不下之，何能愈？乃以平胃散加芩、连、大黄以进，服后时许，下黑粪数粒，又下赤色粪数次，腹减而醒。又视之，则脉已小，惟胃气尚滞，又用保和丸②加槟榔末而进之，晚即呼食，其母以蒸馒头付之，狂啖数口，三更后，病复发矣。次早又请治，得其状，乃责其母曰：小儿何知，食积甫去，顿令食面，恐新积较旧积难去也。仍令服平胃散，重用莱菔子投之，嘱曰：不必再看，一月内谨忌食面，只可以米粥调之，若再发，则不治矣。其母惭而听之，多方调摄。适值中秋，共父酒肉致谢，余以文字交固却之。

① 忽患痛：或为腹痛，或身痛，当有缺文。
② 保和丸：出自《丹溪心法·卷三》。山楂六两，半夏、茯苓各三两（各90克），神曲二两，陈皮、连翘、莱菔子各一两。上为末，炊饼丸如梧桐子大，每服七八十丸，食远白汤下。功用：消食和胃，清热化湿。主治：食积内停。胸脘痞满胀痛，嗳腐吞酸，厌食呕吐，或大便稀溏，苔黄厚腻，脉滑。

《醉花窗医案》白话讲记

食积作吐误为疹　消积导滞症渐平

家乡庞守愚秀才的儿子，年纪四岁。忽然患病，浑身发热，见食作吐，汗出不止。现在已经昏迷不认得人了。庞因在外教授学童，家中缺乏主事的人，孩子的病也没人注重，导致病情严重，才辗转请人找我治疗。到了他家，经过询问知道，曾按天花未出，让邻家妇人用西河柳、胡荽等药发散过。提腕诊脉，见脉象弦大。问饮食如何？答：几天不吃东西了，且见到食物就呕吐，即便是粥都喝不下去。问二便如何？答：小便色赤如血，大便一点没有。按孩子腹部，则胀满得厉害；按胸部，孩子张嘴貌似疼痛的表情。于是告诉他们这是停食证，不用下法，怎能治愈？处以平胃散加芩、连、大黄给孩子用，喝药不长时间，泻下几粒黑色粪便，接着又泻下红色粪便几次，腹部胀满减轻，神志开始清醒。再诊视，脉弦大之象减小，只是胃气还有些瘀滞，又用保和丸加槟榔末服用，到晚间就索要食物，他母亲给了些馒头，猛吃了几口。三更后，病又复发。第二天早晨，又请我治，了解到这种情况，就责备他母亲说：小孩子不知道什么，食积刚去除，立刻让他吃面食，恐怕这种新的积滞比旧的积滞还难去除。于是让他们用平胃散加大量的莱菔子服用，并嘱咐说：不用再找诊治，一个月内别吃面食，只用米粥调养，如果再反复，就没办法治了。孩子的母亲非常惭愧，遵照我的嘱咐去做，多方加以调养渐愈。后正逢中秋，他的父亲送酒肉来感谢，我与他是文友，所以固辞不受。

第80课

湿痰流注

风寒暑热，饮食劳倦，内因外因，病各有一定之证，一定之脉。惟痰之为病，奇奇怪怪，实有千变万化之势。凡不可名状，无从考核者，大抵皆痰为之也。

同年李友兰，亦精医理。辛亥秋在会垣闲寓，得痛病，或手或足，或头或腹，或腰或胁，发无定时，亦无定处。自以为痹病，用续命汤不效。又以为寒，用麻黄汤[①]亦不效，一日与余闲谈，告余曰：弟病实不可测。余请一诊，则缓而滞，乃告友翁曰：君之病乃湿痰流注也。欲再言，友兰顿悟曰：不差！不差！余已知之，君破题下文我自作也。相与一笑。越两日，病良已。问服何药，友兰曰：箇中人岂烦明言、君试言何药。余曰：不过二陈汤加苍术、姜黄、羌活、独活也。友兰出方示之，种种不谬。石虞琴广文在座，叹曰：二公可谓心心相印矣。

湿痰为患多怪症　心有灵犀一点通

外感风寒暑热，内伤饮食劳倦，每种病都有特定表现，相应的脉象。只有痰病，奇奇怪怪，千变万化。凡是症状不确定，

[①] 麻黄汤：出自《伤寒论》。麻黄（去节）三两，桂枝二两，甘草（炙）一两，杏仁七十个，去皮尖。上四味，以水九升，先煮麻黄减二升，去上沫，纳诸药煮取二升半，去滓，温服八合。覆取微似汗，不须啜粥，余如桂枝法将息。治外感风寒表实证。恶寒发热，头疼身痛，无汗而喘，舌苔薄白，脉浮紧。

四诊难明确的，大多数都是痰病。

　　跟我同榜录取的李友兰，也精通医理。辛亥年秋天在省城闲居，得了疼痛的病症，或手疼或脚痛，或头痛，或腹痛，或腰痛，或胁痛，发作没固定时间，也没固定部位。自以为是痹症，用续命汤无效。又认为是寒，用麻黄汤也无效。一天与我闲谈时说道：我的病真是不可捉摸。我请求看脉，见脉缓而滞。于是告诉这老友：你的病是湿痰流注。想再继续讲，友兰顿然醒悟说：不错！不错！我知道怎么回事了。您破题，下面的文章我自己来作。我们相对一笑。过了两天，病好了很多。问用的什么药？友兰说：同道中人，还用直说？你试着说说是什么药。我说：不外就是二陈汤加苍术、姜黄、羌活、独活。友兰拿出方子看，用药基本一致。当时石广文（字虞琴）也在，他感叹说：两位真是心心相印呀。

第 81 课

脾湿停痰　上扰心包

　　又司徒芝邻方伯藩秦时，体素肥。时各省提拔军饷，员弁[①]充集会垣，而库款支绌，芝翁忧形于色。至夏，得痴呆病。坐卧不安，时而独言独语，时而浑身痒搔。又合眼则睡，睡则梦二鬼在前：一自缢者，索挂于项；一无首者，以手提头，发蓬蓬，血模糊。以是，不能独卧，不接属员者十余日。延医治之，皆曰冤业，恐不起。又易一医，则曰心血亏损，用天王补心丹，

[①] 员弁 [yuán biàn]：文武官员。

饮食顿减。及饬^①门者请余，余入见，则曰：病至此，恐不能治，但请君决之，果何经受病，须详悉言之，勿隐护也。按其脉，则六部弦缓而滑，寸部浮取尤甚，知是痰证，乃启芝翁曰：大人乃脾湿停痰，又加以劳倦伤脾，心火浮动，以致痰涎绕心包络，故时迷时悟，平时必喜唾痰，唾则胸腹宽舒。此时痰涎停结，必不能唾。且时而发烦，时而动躁，时而口渴，时而心颤并手足，时而二便不利，皆痰为之。芝翁曰：二鬼何物？余曰：二鬼亦神魂烦乱所致，其实无之，大人不必多虑。病虽多端，卑职保能愈也。芝翁喜，问服何药？余曰：大人病非汤药可疗，须先以矾郁丸^②吐之，次以控涎丹通之，再多服去痰健脾诸药则无虑矣。芝翁急索矾郁丸^②，余以此药市中名无，乃制而送之。服数粒，则刻许而吐痰絮胶粘，色兼青黑，自谓心境顿开，欲再服，余曰：痰已吐，再服恐伤胃气。继以控涎丹^③投之。两日后，设便饭邀余，扶杖告余曰：两夜二鬼不见，神气亦清，君之高名实所佩服，敢问不治成何症？余曰：若不治，不癫则痫，甚则成痰厥。其幕友皆来周旋，饭后面归。不数日，余以内艰、闻讣回籍辞丧。至八月，芝翁以官钱案发，奉旨革职。案定，其阍人黄五绞死，就刑之际，芝翁闻之，痰厥而殁于馆。后小梅来书，犹道芝翁之死如君言焉。

---

① 饬 [chì]：古同"敕"，告诫，命令。

② 矾郁丸：即白金丸，出自《医方考·卷五》，引自《普济本事方》。白矾三两，郁金七两。上为末，米糊为丸。治忧郁气结，痰涎上壅，癫痫痰多，口吐涎沫，痰涎阻塞包络、心窍所致癫狂证，一切痫病，久不愈；喉风乳蛾。

③ 控涎丹：又名子龙丸、妙应丸，出自《三因极一病证方论》。甘遂（去心）、紫大戟（去皮）、白芥子（真者）各等分。为细末，面糊为丸，梧桐子大，每服5～10丸，临卧姜汤送下。功能祛痰逐饮。治痰饮伏在膈上下，忽然颈项、胸背、腰胯隐痛不可忍，筋骨牵引作痛，走易不定，或手足冷痹，或头痛不可忍，或神志昏倦多睡，或饮食无味，痰唾稠黏，夜间喉中痰鸣，多流涎唾。

《醉花窗医案》白话讲记

脾湿停痰扰心包　涤痰神清二鬼消

芝邻尚书在陕西做布政使时，体型肥胖。当时各省抽调军饷，文武官员汇集省会，但备用的款项不足。芝邻先生为此忧形于色。到夏季得了痴呆病，坐卧不安，有时自言自语，有时浑身瘙痒，闭上眼睛就梦到两个鬼在眼前：一个上吊的，绳索挂在脖子上；一个没头的，用手提着脑袋，头发蓬乱，血肉模糊。为此他不敢独自睡觉，接连十几天不能接见下属，办理公务。找医生来治，都说是冤业，怕是不行了。又换个医生，说是心血亏损，用了天王补心丹，饮食反而一下子减少。

等到让手下请我去诊治，他一见到我的面就说：病到这种程度，怕是治不了了。请先生来是给诊断下，到底是哪里出了问题，好坏都详细地讲，不需隐瞒。诊脉见六部弦缓而滑，寸部浮取尤其明显，知道是痰证的脉。于是回禀芝邻说：大人是脾湿停痰，又加劳倦伤脾，心火浮动，导致痰涎扰及心包络，所以有时迷糊有时清醒。没得病时一定多痰喜唾，唾出去胸腹会舒畅。现在痰涎停滞凝结，一定唾不出痰，且不时心烦、躁动，有时口渴，有时心颤连及手脚，有时二便不利，这都是痰引发的。芝邻先生问：二鬼是怎么回事？我说：二鬼也是神魂烦乱所致，不是真的，大人不用多虑。病虽变化多端，卑职保证治愈。芝邻先生很高兴问用什么药，我说：大人的病不是汤药可以治疗的，须先用矾郁丸，通过吐法吐出痰涎，再用控涎丹通下，之后多服祛痰健脾的药，病就好了。芝邻先生急忙索要矾郁丸，因市面上没有，我自己配制好，送给他。服用几粒，不一会就吐出些胶黏的痰，颜色兼有青黑色。自觉心胸部立刻舒畅很多。还想再吃，我说痰吐出来，再吃这药，怕伤胃气。接着用控涎丹让他服用。两天后，他准备了便饭请我去，拄着拐杖出来，告诉我：两天里，没梦到二鬼，神气也清醒，先生的高明之处，实在是钦佩。顺便问下这种病不治疗会怎么样？我说：如不治，不是成癫证就是成痫证，再严重就会出现痰厥。他的手下也都来探望，一起吃过饭才回来。

没几天，家中老人病故，我得到消息后回老家处理丧事。到八月份，芝邻因官钱案被革除职务。定案后，他的看门人黄五被绞死，行刑时，芝邻先生知道了，发痰厥死在驻地。后来小梅来信，还提到先生死时的情况跟我说的一样。

第 82 课

湿热内淫　实证遗精

黄庚垣先生，江西人，以捐饷奉特旨议叙举人加藩司衔并赏花翎，补西安粮道。道缺甚优，兼家赀优厚，而观察[①]性尚清廉，接下以宽，故属下皆颂之。年五十许，曾患遗精病。观察侍妾数人，幕友有善医者，以为许多姬妾，必致虚损。用三才封髓丹[②]补之，而观察又讲颐养。日食燕窝、东参以调之，然遗精如故。幕友以为已成虚劳，不可救药。

一日午后无事，忽召余至署，且命便服，余急趋命，观察便衣而出，揖而延之上座，余惊问故，观察曰：患遗精数年矣，曾服汤药百余付，丸药数斤，而毫无效。余问饮食何如？观察曰：

---

① 观察：清代作为对道员的尊称。
② 三才封髓丹：出自《卫生宝鉴》。人参三钱，天冬二钱，熟地五钱，黄柏二钱，砂仁一钱，甘草一钱。泻火坚阴，固精封髓。用于阴虚火旺、相火妄动、扰动精室之梦遗滑精、失眠多梦、腰膝酸软、五心烦热、口舌干燥等症。

《醉花窗医案》白话讲记

虽不能多，然尚非不能食者。老夫子以我为虚痨，故不敢多食也。问咳嗽气少、发热自汗乎？曰否。乃告之曰，既无此数者，恐有余症，非不足证也。观察惊曰：遗精尚有实症乎？余对曰：大人未窥医书，兼脾胃虚弱，不特医者不敢以实论，即大人亦自疑其虚也。岂知遗精之由有数端，相火太旺，夜梦失遗，阳必壮健，宜滋之；饮食厚味湿热内淫，则迫而失精，宜消导之；久旷气充，精满而溢，宜疏泄之。此外，中气下陷，清阳不升，则亦遗；色欲过度，心肾不交，则亦遗。又有恐惧暴怒，精窍滑而不涩，皆能致遗。若或坐或卧，无故遗精，则为虚极之症，最为危险。俗医不细求其故，不分虚寒实热，见遗精者，则曰色欲过度也；又曰年少好淫也。致病者，多受不白之冤，而治之多不效。遂归咎于病之不可治，不亦惑乎？

观察蹶然起曰：闻君讲解，无不确当晓畅，心为之开，然则我之遗精绝非虚症，请一视之。乃诊其脉，缓而坚，右关尤甚。告之曰：大人之病，所谓湿热内淫是也。胸膈常患闷滞，大便颇形后重，当消导之。进以震亨渗湿汤①。观察阅方内有黄连恐不宜，且厚朴、苍术恐伤胃气。告曰：胃苓汤是湿热要药。平胃散者，培卑监②而使之平，非削平之谓也，前辈言之甚明，此方用黄连、川芎素亦疑之，细思其理，苦能燥湿用黄连而焦炒之，用其苦非用其凉也。湿热能瘀血，用川芎以行之，震亨此方，具有深意。大人成见在胸，一误岂容再误，他人必谓此方，非治遗之药，岂知治病必求其本，本治而末不治者，未之有也。请放心照服四付，常服香砂六君丸以调之，不但精不遗，即饮

---

① 震亨渗湿汤：《丹溪心法》有渗湿汤，苍术、白术、甘草（炙）各一两，茯苓、干姜（炮）各一两，橘红、丁香各二钱半，上每服五钱，水一钟，生姜三片，枣一枚，煎服。治寒湿所伤，身体重着，如坐水中。此方显然与文中所论不符。胃苓汤倒是出自《丹溪心法》，但无黄连、川芎。作者方或另有出处。

② 卑监：运气术语。五运主岁中，土运不及的名称。

食亦当倍也。观察如言服之，五日后，约晚饭，至则告曰：前闻君言甚有理，而心窃疑之，今服君药，遗已止，果觉精神增健，食量亦佳，并阳事亦壮。非君妙达精微，几乎冤我，可见医道无方，在究其理而变通之耳。后余诸蒙奖许，即内艰而归，犹寄函问讯者数四。

湿热内淫遗精证　治病求本方得真

黄庚垣先生，江西人，靠纳捐以举人身份奉皇帝特旨参加选拔，获藩司衔并赏花翎，补了西安粮道的实缺。这个职位是好差事，加上家里很有钱，并且他秉性崇尚清廉，对待下面的人也宽厚，所以属下的人都赞扬他。五十多岁，曾患遗精病。侍奉他的妾就有几个，同僚中有懂医的，认为有这么多妾，必定会受虚损，用三才封髓丹调补。并且他自己又讲究养生，每天吃燕窝、东参来调理。但遗精如故。同僚认为已经成为虚劳，不可救药。

一天午后无事，忽召我到他官署，并且让便服前往。我急忙领命前去，黄观察穿着便装迎出来，作揖请我上座，我奇怪地问他缘故，观察说：患遗精几年了，曾服汤药上百付，丸药有几斤，却丝毫没有效果。我问他饮食如何？观察说：虽不是很多，但也不算不想吃饭。老先生们认为我是虚劳，所以不敢多吃。问他是否咳嗽、气短、发热、自汗？回答说这些症状都没有。于是告诉他说：既然没有这些症状，怕这病是个有余的病，不是不足的病。观察吃惊地说：遗精还有实证吗？我回答说：大人没看医书，兼有脾胃虚弱的病，不仅医生不敢按实证来论，就算大人自己也怀疑是虚证。实际不知道，引起遗精的原因有几种：相火太旺，夜梦中失遗的，阳气一定亢盛，应该滋阴潜阳；饮食厚味湿热内淫，则逼迫精液失遗的，应该消导湿热；久旷气充，精满而溢，应该用疏泄的办法。此外，中气下陷，清阳不升，也引起遗精；色欲

《醉花窗医案》白话讲记

过度，心肾不交，也可遗精。又有恐惧暴怒，精窍不固，都能导致遗精。如果或坐或卧的情况下，无故遗精，则是虚到极点的病症，最为危险。粗俗的医生不详细地诊查疾病的原因，不分虚寒实热，见遗精的，就说是色欲过度；又说年少好淫。得病的人，多受不白之冤。并且治疗也多无疗效，于是就归咎为病不可治，这种真是太离谱了。

观察一跃而起说：听先生的讲解，全部正确通畅，心情也因此而开朗，既然我的遗精绝对不是虚证，请给我看看。于是诊脉，见脉象缓而坚，右关明显。告诉他说：大人的病，正是所说的湿热内淫。胸膈常觉闷滞，大便排出不爽利，应该用消导法。处以震亨渗湿汤。观察看方子里有黄连，怕不适合他用，且厚朴、苍术也怕伤了胃气。我解释：胃苓汤是治疗湿热要药。平胃散是调整脾运不足而使它恢复正常的方子，不是削伐、消平的意思，前辈医家已经论述得很明白。此方用黄连、川芎我也有过疑问，细思其中道理，苦能燥湿，用黄连并炒焦，是用它的苦不用它的寒凉。湿热能瘀血，用川芎行血中之气。朱丹溪的这个方，具有深意。大人心里有了成见，怎么能一误再误。他人一定说这个方子不是治遗精的药，怎么知道治病必求于本，根本问题解决了，末节的问题却不能解决的事情是没有的。请放心照方服四付，之后常服香砂六君丸调养，不但精不遗，即饮食也当改善。观察按我说的用药，五天后约我去吃晚饭，到了那里就告诉我说：前面听先生讲得非常有道理，但心里还有些怀疑，现在用完先生开的药，遗精已经止住，精神觉得好了很多，食欲也好，并且阳事也强壮。不是先生通达医理的精微，我几乎被冤枉成虚劳。可见医道灵活运用，在于深究医理之后善于变通。之后我多次受到他的奖励、赞许，回乡守制期间，还寄信问候多次。

第 83 课

诊脉如审案

昔人谓用药如用兵，余尝谓诊脉如审案。其微言妙旨，前辈论之详矣。惟仕才先生《四言要诀》[①]，简明切当。其云：四时之脉，胃气为本，尤为诊家要着。盖胃气者，脉之神也。所谓神者，极力形容而总归之曰有力。窃谓有力二字，尚不足尽神字之义。盖有力而兼活动，不疾不徐，不软不硬，方是如春风弱柳气象。本此参之，百不失一。审时，有正凶，有左证，有致事之由，有受害之所，有连坐，有挂诬。审之既确，而刑罚之轻重随之。姑就一端言之，如脾湿停痰一证，脉必沉滑。则沉滑者，正凶也。而脾湿必便难，停痰必减食，此佐证也。湿或饮水过多则兼弦，劳倦思虑则兼弱，此致事之由也。或因湿而泄泻，或因痰而咳嗽，则泄泻者，右尺必虚；咳嗽者，右寸亦滑，此连坐也。且脾湿者，饮食不能健运，精液必致不充，则左尺必涩，此挂诬也。但识定正凶，健脾消痰，病皆自己。若治泄泻而止之，治咳嗽而清之，则抛却正凶，诛伐无过，必至不能治病，而反增他病也。故用药不过古人成方数十，传之于世，而用之或效或不效者，非笔下之愦愦，实指下之未了了也。

吾尝谓诊脉，须合三部十二脏腑，参考而斟酌之，方有定见。若诊寸而忘尺，诊右而忘左；滑则治其痰，数则去其火，虽有小效，

159

《醉花窗医案》白话讲记

[①] 仕才先生《四言要诀》：实为李士材，其在《医宗必读》中有《四言脉诀》篇。

亦难去病，况审之不清，而未必效乎。俟高明斟酌之。

诊脉如审案

过去的人说"用药如用兵"，我说"诊脉如审案"。脉诊中微妙之处，前辈论述得很丰富。只有李士材先生的《四言要诀》，简明并切中要害。里面说：四时之脉，胃气为本。这句尤其是脉诊的要点。大概胃气是脉之神。所谓的神，极力形容也总归不过是说有力。我私下认为"有力"二字，还不足以完整表达出"神"的意义。总的来说，有力兼动态上不快不慢，脉力不软不硬，才是如春风拂柳的气象。按照这种去参详脉的神气，百不一失。审案时，要有正凶，有证据，有导致事情的因由，有受害的地点，有牵连的人，有被诬陷的人。把这些审查得准确，才能正确裁定处罚的轻重。姑且举一例说明，如脾湿停痰一证，脉一定是沉滑。这里的沉滑脉就是正凶。脾湿一定大便有改变，停痰一定饮食减少，这些是佐证。湿或饮水过多，脉就会兼有弦象；劳倦思虑就会兼有弱象，这是导致发生问题的原因。有的因湿盛出现泄泻，有的因痰出现咳嗽。出现泄泻，右尺部脉一定虚；出现咳嗽，右寸脉也出现滑象，这是受牵连引起的问题。脾湿的，饮食不能正常运转，精微一定导致不足，左尺部一定出现涩象，这是自身没问题，由其他位置病变引起的假象。认定正凶，健脾消痰，其他问题也会自然消除。若治泄泻只是止泻，治咳嗽只是清肺，这是丢下正凶不管，却处罚没有过错的，结果一定是病没有好，反而增加更多病症。所以说用药上，也不过就是古人流传下来的几十首方子，应用时有效有不效的，不是方药记述得不详尽，实在是指下脉诊的功夫还没成熟。

我经常说，诊脉一定要结合三部、十二脏腑，互相参考，仔细斟酌，才能得到明确的诊断。如诊寸脉忘了尺脉，诊右脉忘了左脉；滑就去治痰，数就去治火，虽然会有小的疗效，病却难以根治。况且还有审查不清的，就更无疗效了。期待有高明的人对我上述的观点多加参详。

第 84 课

湿热内淫　实证吐血

武芝田先生，崞县①人，以名进士出宰陕西，后升榆林观察，以榆林地瘠，故在省遥领之。观察素豪于饮，以酒积得吐血疾。余在省候补，一日招余往视其病，谈及其病，观察曰：吐血数年矣，遇郁益甚。已更十数医。或曰思虑伤脾；或曰暴怒伤肝；或曰血热妄行。或效或否，而终未拔其根，可为吾一治也。余见其气体魁伟，面色红润，食饮兼人，知非虚证。为一诊之，则左部沉实，非病脉，右关沉弦而数。乃告曰：大人乃有余病，非不足病也。如思虑伤脾，则当忡怔健忘惊悸；如血热妄行，则当身热发渴，头晕目眩；如暴怒伤肝，则当两胁膨胀，胸膈不开，兼发呕逆。今无此诸证，则前医皆误也。以愚见参之，必是湿热内淫。热能瘀血，故所吐必血色紫黯，且时而成块。胃口多患刺痛，小便常赤，大便艰涩，时亦带血。观察曰：语语不谬，当作何治？余曰：先以葛花解醒汤清其胃，继用枳术胃苓丸②行其瘀。再饮食淡泊以调之，不过一月，保不再犯矣。观察如言调摄。廿日而安。后观察内艰归里，以清风两袖，主讲吾汾之

《醉花窗医案》白话讲记

① 崞 [guō] 县：山西原平。

② 枳术胃苓丸：枳术丸与胃苓丸合方。

西河书院。余亦以内艰归籍。相隔六十里，文字往还甚密。

湿热内淫病吐血　清热利湿症自平

　　武芝田先生，崞县人。以进士出身到陕西做县令，后来升任榆林道观察，因榆林地区贫瘠，所以住在省城掌管榆林事务。先生平素喝酒豪爽，因酒积得吐血病。

　　我在省城候补，一天找我前去给他看病，谈到这个病，观察说：吐血几年了，遇到郁闷就会加重。更换了十几位医生，有的说思虑伤脾；有的说暴怒伤肝；有的说血热妄行。有的有些效果有些根本无效，最后还是不能根治，您可以为我治一治。我见他体格健壮，面色红润，饮食旺盛，知道不是虚证。诊脉见左部沉实，不是有病的脉，右关沉弦而数。于是告诉他：大人的病是实证，不是虚证。如果是思虑伤脾，应当有怔忡、健忘、惊悸表现；如是血热妄行，应该有身热、口渴、头晕目眩症状；如是暴怒伤肝，应当有两胁膨胀，胸膈满闷，伴有呕逆的症状。现在这些都没有，前面的医生诊断是错误的。按我的看法，这病必定是湿热内淫。热能导致血的瘀滞，所以吐的血颜色必定是紫暗的，并且有时会有血块。胃口常刺痛，小便色赤，大便排出困难，有时带血。观察说：你说的每句话都对，应该怎么治疗？我说：先用葛花解醒汤清胃，接着用枳术胃苓丸行瘀。再用清淡的饮食去调养，不过一月，保证不会再犯了。观察遵照我说的治疗，二十多天病愈。

　　后来，观察母亲去世，回了老家。因为政清廉，在我们山西西河书院做了主讲。我也因内艰回家，我们相隔六十里，书信往来很频繁。

第85课

脾虚食滞　月事不调

越数月，余送堂几府试，与观察日日见面。

谈及其如君云，癸水不调，脐腹常疼，精神委顿，饮食不思，偶受孕，三四月辄坠。前在崞，曾服药无数，兹又请教授齐老师治之，又请府幕钱老夫子治之，病仍不愈。皆以为痨矣，请一决之。如君出则荆钗裙布、寒素依然，向余展拜，余答之。诊其脉则六脉俱虚，而无数象，右关尤甚。告观察曰：此乃脾虚土衰之证，故精神少，饮食滞。至月事不调，怀孕辄坠，则中气不能健固之故。极可治。但须积日累月，非旦夕可愈之病也。若迟延不治，则久而泄泻，或久而咳嗽发热，面赤恶寒，真痨症矣。余先进以六君子汤加益智、干姜、芡实，命服八剂后，服资生健脾丸①。观察问：丸药服几斤？余曰：多多益善。

后余归介，观察解帐归崞。二年后，在会垣见其长子，问前病状，则曰：迩来体甚壮硕，去年冬，竟举一女，家父犹时时道及而铭感焉。

---

① 资生健脾丸：出自《兰台轨范》。人参、白术、茯苓、山药、莲子肉、陈皮、麦芽、神曲、薏苡仁、芡实、砂仁、白扁豆、山楂、甘草、桔梗、藿香、白豆蔻、黄连十八味药物组成，炼蜜为丸，米饮送服。用于妊娠妇女脾虚呕吐，或胎滑不固，或男子食欲缺乏等症。有健脾和胃、补中益气之功。

《醉花窗医案》白话讲记

脾虚食滞经失调　健脾消食渐归常

（武芝田病愈后）过了几个月，我送堂兄参加府试，跟黄观察每天都能见面。

闲谈中说到他的妾月经不调，小腹经常疼痛，精神不振，不思饮食，怀孕三四个月就坠胎。以前在崞县曾用了很多药，现在又请了教授齐老师治疗，再请同僚钱老夫子治疗，病还是没好，他们都认为是虚劳。黄观察让我给诊断下。他的妾出来，跟以前见过时一样简朴，向我施礼，我回礼。诊脉见六部脉都是虚象，没有数象，右关部尤其明显。告诉观察说：这是脾虚土衰证，所以出现精神少、饮食停滞的症状。至于月经不调、滑胎是中气不固的原因。非常有希望治愈，但要日积月累，不是一朝一夕可以治好的病。如延迟不治，就容易发展成泄泻，或日久发展成咳嗽、发热，面赤、恶寒的真正的痨病了。先用六君子汤加益智仁、干姜、芡实，用了八剂后，再用资生健脾丸。观察问：丸药要服几斤？我说：越多越好。

后来我回介休，观察也辞职回了崞县。二年后，在省城遇到他的大儿子，问这病如何，回答说："近来身体非常健康，去年冬季，还生了一个女儿。我父亲还时时提到非常感谢您。"

第86课

气滞水积　痰壅肺窍

痰之为病，甚则发厥，无故昏倒，一或误治，便不能起，最为危险。推原其故，大抵多由气郁，以致痰壅胃口，因而不省人事。旧法以三生饮吐之，攻标之急治也。若不壅于胃而壅于肺，则痰入清道，尤难措手。其证不昏倒，能知人，惟胸膈间气能出而不能入，时时作反张形，遂至汤水不能下咽，咽则气逆而哮。

里中布贾姓安名溶者，虽作商，人极推重。辛酉夏，其次子岁余而殇；其三女亦以痨症亡于家；未越月，其次女之婿与其甥男，一日间相继亡。其次女年幼，婿之族人恐席卷而他适，置死人于不问，互争产业。安知之，急与愤争，族人乃散。前丧子女，已抱忧郁，后次女事，又增其愤，故归而得胸满腹泻之疾。求余治之，诊其脉，弦而滞。告曰：此气滞水积也。用香砂胃苓丸消之，病早愈。安啬于财，不复服药，余亦忘之。越十余日，急遣人招余视其病，余以为泻之未愈也。急视之，则气格格作逆，口唾不能下咽。问膈与胸中作满否？曰否。提其腕，则两手如冰，六部伏不见，惟右寸带滑数。乃曰：此痰壅肺窍也。肺窍为气所出入，今为痰壅，故气不能入。如在胃，则卒然昏噤，三生饮[1]吐之可也。今在肺管恐吐之不出，无可措手，急辞而出。安固请一方，乃以木香顺气饮[2]敷衍之，出而告其伙曰：安某之病，必不起，可急为料理。其伙尚不信，因循至次早，乃来省视，安已口张气促而不能言矣。其堂兄见其危，又邀余治，余固辞。乃请邻人扶乩[3]，服一方颇能言，遍召家人

---

① 三生饮：出自《易简方》。南星一两（30g），川乌半两（15g），附子半两（15g），木香一分（7.5g）。上作一服，水二盏，生姜七片，煎至一盏，不拘时服。有卒中风，不省人事者，以苏合香丸，用生姜自然汁化开，擦牙。治卒中风，昏不知人，口眼歪斜，半身不遂，并痰厥气厥。

② 木香顺气饮：《万病回春》有木香顺气散。木香（另研）、砂仁各1.5g，乌药、香附、青皮（去瓤）、陈皮、半夏（姜炒）、厚朴（姜炒）、枳壳（麸炒）各3g，官桂、干姜、甘草各0.9g。上到一剂。加生姜3片，水煎，木香末调服。气不转，加苏子、沉香。治中气晕倒。仅作参考。

③ 扶乩 [jī]：祈求鬼神问事的一种方式。

《醉花窗医案》白话讲记

以身后属之，转侧而殁。

痰壅肺窍见昏噤　断为不治果如期

痰导致的疾病，严重的可以引起晕厥，无故昏倒，一旦误治，便会瘫痪不起，最是危险。推导原因，大部分由于气郁，以致痰壅滞在胃口，因此不省人事。过去的办法是用三生饮引吐痰涎，是急则治其标的方法。如果不是壅滞在胃口，而是壅滞在肺，痰入清道，尤其难治。表现的症状是没有昏倒，神志清醒，只是胸膈间的气，能出不能入，不时有类似角弓反张的样子，紧接着汤水不能下咽，下咽就出现气逆哮喘的症状。

家乡做布料生意的安溶，虽然是商人，大家却很尊敬他。辛酉年夏季，他二儿子一岁多死了；他三女儿也得痨症死在家里；没过一个月，二女儿的丈夫与外甥，一天内相继死亡。他二女儿年轻，女婿的族人怕她带着钱财改嫁，都不去管死者，反而参与对家产的争夺。安知道这些事，气愤地去跟他们争辩，女婿的族人才散去。此前失去子女已经让他满心忧郁，再加上二女儿的事，更增愤怒，所以回来就得了胸满腹泻的病。

安溶求我去治疗，诊脉见弦象而且郁滞。告诉他这是气滞水积，用香砂胃苓丸消导，病很快就会好。但安吝惜钱财，病情刚有好转就停止用药，我也忘了这事。过了十多天，又慌忙派人来找我，我以为是腹泻没好。赶紧去看，只见气息格格上逆，嘴中唾液也不能下咽。问胸膈中满闷吗？说不满。提腕诊脉，两手如冰，脉象六部伏不见，只有右寸部带些滑数。于是说：这是痰壅肺窍。肺窍是气机出入的地方，现在被痰壅阻，所以气息不能入。如果痰壅出现在胃部，出现突然昏倒的症状，还可以用三生饮吐出痰涎。现在肺管，怕吐不出来，没有好的办法了。赶忙告辞，安坚持让我出个方子，勉强用木香顺气饮敷衍下，出来对他的伙计说：安先生的病，一定不能治愈，可以准备后事。他的伙计还不信，拖延到第二天早才去看望，安已经张着嘴，气息急促，说不出话了。他的堂兄见危重，又来请我治疗，我坚持推辞掉。于是请邻居通过扶乩的方法求了一个方子，用后能说话，把家人召集来，安排好身后的事情，辗转反侧一阵后亡故了。

第 87 课

胃中积滞　四肢肿胀

李赓堂先生以武进士为温州都司，后升江西参将，缺甚瘠，告而归里。其长子号东樵，以北元作户郎，次子号莲峰，屡荐未售，博极群书，在里中与余往来甚契，赓堂先生虽林下，而性情伉爽，排难解纷，里党中多赖之。庚申春，东樵以都中官钱铺案发，下刑部狱，越年许，案未结，赓翁在家忧之。辛酉夏，忽患胸膈满闷，饮食不进，遂致手足肿胀。延医视之，疑为水肿，用利水药不效。继更一医以为虚，用肾气丸仍不效，而肿益甚。适余以其族人丧葬遇莲峰，即请余治。诊其六脉坚实，右关硬欲搏指。乃告曰：此饮食伤胃，有余病也。平日多食厚味，积滞胃中，胃主四肢，胃气和，则四肢安；胃气滞，则四肢胀。必至之势也。况胃气既滞，杯勺茶汤皆能停积，虽见小便不利，其实非水能泛滥发为水肿，徒利水，必不效。且此病由湿热内蕴，再用熟地以涩之，附子以塞之，不增胀何待乎！惟年老阳虚，脾胃素弱，治无速效，但欲消肿，则易易耳。用渗湿汤加枳实、木通、牛膝消导之。莲峰似嫌其峻，余曰：此急则治标

《醉花窗医案》白话讲记

之法，但令胃气通，则积自消，肿自愈，不必专治小便，小便必无不利。后再用健脾养胃药治之，须三五月乃成功也。乃服之，一剂而肿皱，三服而十去其六。莲峰来书云：不意君久持文誉，出其余技，竟使顿失沉疴。昔人云：事亲者不可不知医，弟真赧颜无地矣。明日更烦一视，敬当执帚一待。余往视之，脉稍和，而右关如故。告曰：胃气已行，尚未通也。问小便利否？曰：未利。乃加葶苈、二丑疏之，即小便十余碗，肚腹宽舒，饮食亦进。继以资生健脾丸方，汤服之。告曰：必厌汤药，服丸可也。莲峰以秋试在即，欲赴省，恐再发肿。余曰：但令勿服附子、东参、熟地之类，渐而培养之，必无恐，惟老人气虚，多需时日耳。莲峰见无碍，遂束装赴试。赓翁之长女亦知医识字，又有旧仆亦业医，莲峰走后见其羸瘠不堪，力劝其服熟地、麦冬并燕窝、东参等，大补气血；又见其能食，以鸡鸭鱼肉日日调养之。未半月，肿虽不作，而胸腹仍滞，小便仍不利矣。

莲峰出闱而归，又邀余视，则两尺如丝，左关有促象，知非吉象，以六君子丸敷衍之，遂辞而不治焉。

胃中积滞成肿胀　渗湿加味肿渐消

李赓堂先生以武进士身份出任温州都司，后升任江西参将，这个职位非常清贫，所以辞官回乡。他大儿子号东樵，以考试第一的成绩担任户部郎中。二儿子号莲峰，多次参加科考都没能录取，但博览群书，在家乡时与我往来密切。赓堂先生虽不做官，但性情豪爽，热心为乡邻解决困难纠纷，家乡的人都倚仗他。

庚申春季，大儿子东樵因京城官钱铺案牵连，被关押在刑部。隔了一年多，案子也没了结，赓堂先生在家很为此事担忧。辛酉夏季，忽患胸膈满闷、饮食不进的病，逐渐出现手足肿胀。请医生看，怀疑是水肿，用利水药无效。接着换了位医生，认为是虚，用肾气丸仍然无效，肿却更厉害。正逢我参加他们家族一个人的葬礼，遇到莲峰，请我去看看。诊脉见六部脉坚实，右关部脉硬欲搏指。告诉他们这是饮食伤胃，是有余的病症。平时食用过多的厚味之品，积滞胃中，胃主四肢，胃气和则四肢安；胃气滞则四肢胀。这是必然的。况且胃气既然积滞，就算小量的茶汤也会停滞不行，虽见小便不利，其实不是水液泛滥引起的水肿，只利水，一定没效果。且这病由湿热内蕴引起，再用熟地涩滞，用附子壅塞，不增加肿胀还等什么？只是年龄大阳气虚，脾胃平时就弱，治疗上没有速效的办法，但要消肿，还是容易的。用渗湿汤加枳实、木通、牛膝消导就可以。莲峰似乎嫌弃这个方子峻猛，我说：这是急则治标的办法，让胃气通畅，积滞消除，肿胀自然痊愈，不用专利小便，小便也能通利。之后再用健脾养胃药治疗，须要三五月才完成康复。于是按方用药，一剂肿减，三服而十去其六。

莲峰来信说：没想到先生除了在文坛享有盛名，就连业余涉猎的医道也如此高明，一下子就把这种顽固病症治好。古人说：孝敬父母不能不了解医学。与您相比，小弟我真的是脸红得无地自容。明天再次麻烦您给看看，我一定在家恭候。我去看，脉稍缓和，右关脉没变化，肚腹宽舒，可以进饮食。继续用资生健脾丸方改汤剂服用。嘱咐他们：如果厌烦了汤药，可以做成丸剂。莲峰因秋试的日期将近，准备去省城，怕他父亲再肿。我说：只要不让他用附子、东参、熟地黄之类药，逐渐调养，一定不会有大问题，只是老人气虚，要多些时日而已。莲峰见没大问题，就动身参加考试去了。赓先生的大女儿也懂点医学知识，认识一些字，又有过去的仆人也当医生，莲峰走后，见老先生体弱，就极力劝他服用熟地、麦冬，以及燕窝、东参等大补气血；又见他食欲尚可，每天都是鸡鸭鱼肉。不到半个月，肿虽没发作，胸腹仍然滞闷，小便仍然不利。

《醉花窗医案》白话讲记

莲峰考试回来，又邀请我去诊视，脉见两尺部脉象如丝，左关有促象，知道不是好的征兆，用六君子丸敷衍，之后就推辞不治了。

第 88 课

保胎增乳二方

胎至三月而堕，非损伤也，大抵妇人多忧郁，乃肝脏结热，因而腐化耳。《达生篇》保胎无忧散，最为灵应，屡试屡验。初觉有胎，即按其方月服一付，不但无小产之患，即临娩时，亦无横生逆产、胞衣不下、产后血晕之症。诚仙方也。

保胎无忧散：潞参三钱，全当归三钱，枳壳钱半，荆芥穗钱半，紫根朴（姜汁炒）钱半，川贝母（研末另冲）二钱，川芎三钱，羌活一钱，生黄芪钱半，菟丝饼（酒泡）二钱，白芍二钱半，祁艾（醋炒）钱半，生甘草钱半，生姜三片。水煎服。

至乳食不足，厥有数端，有气血本虚而不足者；有乳窍未通而不足者；有因香辣等物，触回不足者；有因愤怒气郁不足者；其他食积水停，风寒外搏，皆能致乳减少。盖乳者血也。血随气行，气盛则盈，气衰则少，气郁则滞，气热则结。医者但治其气，使之流通，乳汁断无不通之理。惟妇人年老，真气已虚，是真减少，虽服参茸，究竟草木鸟兽、枯槁之物不能添作乳汁也。

古人下乳之方不下百十数，有验有不验者，缘病情不一耳。近得一方，补气为主，而通窍散结，解热活血诸品，无不毕具。已试数人，历有成效。因录二方于后，以备不时查考云。

下乳神方:生黄芪八钱，全当归五钱，白芷四钱，陈皮三钱，木通片一钱，漏芦钱半，通草钱半，红花五分，姜炭五分，川芎二钱，王不留钱半，潞参四钱，炮甲珠三钱。水煎成加黄酒二樽热服。

保胎增乳二方

怀孕三个月出现坠胎，不是因为跌打损伤的，大多是因孕妇情志忧郁，导致肝经结热，由此胎元腐化而坠。《达生篇》的保胎无忧散，对这种病症最有效，屡试屡验。刚发现怀孕就按照方子一个月服一剂，不但不会小产，就算分娩时也不会出现横生逆产、胞衣不下、产后血晕之类的症候。确实是仙方。

保胎无忧散:潞参三钱，全当归三钱，枳壳钱半，荆芥穗钱半，紫根朴（姜汁炒）钱半，川贝母（研末另冲）二钱，川芎三钱，羌活一钱，生黄芪钱半，菟丝饼（酒泡）二钱，白芍二钱半，祁艾（醋炒）钱半，生甘草钱半，生姜三片。水煎服。

至于乳汁不足的，有几种情况:有气血不足的;有乳窍不通的;有过食香辣乳汁回收的;有因愤怒气郁的;其他的食积水停，风寒外搏等都可以导致乳汁减少。乳汁由血化生，与血同类。血随气行，气盛血充沛，气衰血少，气郁血滞，气热血结。治疗上只要调治好气，血就会随着流通，乳汁就不会有减少的道理。只有产妇年龄太大，真气已经虚弱，就算用人参、鹿茸，毕竟是草木鸟兽一类的枯槁之物，也不能让乳汁增加了。

古人下乳的方子，至少有上百个，有的有效，有的无效，是因为病因不同。最近得一个方子，补气为主，辅以通窍散结，解热活血这些药，非常全面。已经给几个人试用过，效果都很好。所以抄录下来，以备需要时查看。

下乳神方:生黄芪八钱、全当归五钱、白芷四钱、陈皮三钱、木通片一钱、漏芦钱半、通草钱半、红花五分、姜炭五分、川

171

《醉花窗医案》白话讲记

芎二钱、王不留行钱半、潞参四钱、炮甲珠三钱。水煎成加黄酒二樽热服。

第89课

肝气不舒　郁而生火

里人张兄清之妹，归宁数日，忽患胸满饮食不进，兼发呕作嗽，其母疑为胎。邀余治之。诊其六脉平，左关带滑象。因告之曰：病乃肝气不舒，郁而生火，且肝冲犯胃土，食必不思，乃以逍遥散加丹皮、山栀清之，二服而瘥。

肝气不舒兼化火　施以加味逍遥丸

同乡张清的妹妹，回娘家几天，忽然患胸满，不能进食，兼呕吐、咳嗽，他的母亲怀疑是怀孕，请我诊治。诊脉见六脉平常，左关带些滑象。告诉他们说：这是肝气不舒，郁而生火，肝木冲犯胃土。食欲一定也不好，用逍遥散加清热的丹皮、栀子，二服病愈。

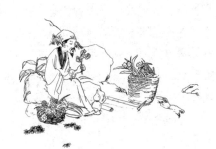

第 90 课

肝木克土

　　介之城东，马如村郭某，在城货烛，人素迂谨。夏间由介赴祁，往返数四，以躁急故，患胸满不食。时我介疫气流行，自以为染疫，急服散药，而气乏声微，愈不可耐，别易一医以为肾虚，用医家肾气丸补之，服四五剂转益甚，几至昏不知人，乃转人延余治。至其家，问何病？则曰：成虚痨矣。问午热自汗，咳嗽气喘乎？曰否。然则非虚痨。提腕而诊之，则两寸尺俱平平，两关皆坚而滞，而右关微带弦象。乃告之曰：此肝木克脾土也。病由一时气不遂，兼发急躁，以致肝气壅塞脾胃，因而胸满不食，理宜平肝清燥，医者以桂、附补之，脾胃愈塞，不增甚何待乎？此时宜先解桂、附之药力。然后进以疏肝健脾之品，不过半月保无事矣。病者喜急索方，乃开平胃散加山楂、麦芽以消之。病者争曰：余素无食积，兼久不进食，君用消食之药，不亦悖乎？余笑曰：君第知平胃散为消食之药，不知君脾胃中虽无食，却有桂、附，我之用平胃散非消食，乃解药毒也。药毒不解，胸中终难爽快。人第知平胃散消食，而不知药亦积，非此不能开脾胃之路，此俗医拘其方，而不究其理，所以多误也。病者欣然服。越三日又请视之，则胸中宽展，渐思食矣。乃继以逍遥散理其脾而清其肝。告曰：不五剂君必起，但服香砂六君子丸半斤，便更壮健。郭如言服之，半月后仍入城货烛矣。

173

《醉花窗医案》白话讲记

诊断不明杂乱治　平胃加味消药毒

介休城东，马如村的郭某，在城里贩卖蜡烛，性格拘谨。夏天多次往返于介休与祁县之间，由于急着赶路的缘故，患了胸满不食的毛病。当时介休正流行疫病，他自认为是感染了疫气，随即服用了治疫的散药。服药后气短声低，更加难受得厉害。又找了一位医生，认为是肾虚，用肾气丸，服了四五剂，病更重了，神志昏聩，几乎都不认人。

病到了如此程度，才通过别人请我去治，到了他家，问怎么不好？回答说，成虚劳了。问中午发热自汗吗？咳嗽气喘吗？说没有。这就不是虚劳。诊脉见两侧的寸、尺脉都很平常，两关脉有坚硬、瘀滞之象，右关稍有弦象。于是告诉他：这是肝木克脾土，病的原因是心情不顺加上急躁，导致肝气壅塞，影响脾胃，出现胸满不食症状。按理应该用平肝清燥的药，医生却用桂、附去补，脾胃的壅塞更重，病情不严重还等什么？开方用平胃散加山楂、麦芽消食导滞。患者分辩说：我平时没有食积，加上很长时间没吃东西，先生用的消食药，不会错吧？我笑说：你竟然也知道平胃散是消食药。却不知道脾胃中虽没有食物，却有桂、附的药气，我用平胃散不是消食，是解除这些药物的毒性。药的毒性不解除，胸满的症状很难爽快。人人都知道平胃散可以消食，却不知药物造成的积聚，不用这个方子也难以疏导开脾胃的通路，这也正是庸俗的医生拘泥于成方，却不通晓其中道理，常导致错用的原因。患者高兴地按方用药。过了三天又请我看，胸中已经舒展，逐渐想吃东西了。于是继续用逍遥散调脾清肝。并告诉他：用不了五剂药，病就差不多好了。只要继续吃香砂六君子丸半斤，就会更加健壮。郭遵照我说的用药，半月后就依旧去城中贩卖蜡烛了。

第 91 课

阴火上冲　以致耳聋

　　直隶藩库厅①张一斋,介人也,以名家子,赴直候补。内艰归里,
与余时时作觞豆之会②,人亦潇洒不群。以其犹子张文泉司马与余
为同谱,故叔呼之。庚申夏,忽患耳聋,人与言者,必大声疾呼
方可。适余约作消夏之会,入门与语,貌甚痴。怪问之,方知其聋。
谈次便请一诊。问其得自何时?曰:四月中旬。延医数四, 皆以
为肝气,用平肝药数十付竟不效。乃诊之,觉其六脉沉而数,兼
带弱象。因告之曰:此阴火上冲也。耳主肾,肾气壮则耳通;肾
气虚则耳闷;肾气寒则耳枯;肾气热则耳塞。君所患乃肾热,绝
非肝气,吾乡小儿多患此, 甚则流黄汁,一予散肝,不益悖乎?
一翁问服何药,乃以知柏地黄汤进。一翁似嫌过凉。余曰:长夏
气冲③,兼胃中有湿热,必无碍。但耳不聋,则勿服也。否则须服
麦味地黄丸,其功稍缓。一斋归而服之。余略不记忆,越年许,
与其兄张立翁茂才谈及,方知四付耳即通。因忆其事,申谢再再。

阴火上冲致耳聋　知柏地黄四剂平

　　直隶藩库厅的张一斋,介休人,因是名人之后,到直隶候
补。回家替母亲守丧期间,我们常在一起聚,为人潇洒,不同

《醉花窗医案》白话讲记

---

①藩库厅:清代布政司所属的库房,管征收田亩赋税杂役等事务。

②觞豆之会:觞豆,古代盛酒肴之具。觞豆之会就是聚会,会餐。

③长夏气冲:长夏季节阳气充沛旺盛。

一般。因他的侄子张文泉司马跟我年龄相仿，所以称呼他为叔叔。庚申年夏天，忽患耳聋，有人跟他说话，必须很大声才听得到。刚好当时我主办一个消暑的聚会，他进门来，跟他讲话，看上去痴呆的样子。我对他的情况感到奇怪，就问他原因，他并不回答，才知道是听不到。谈话中请我给看看。问他这病什么时候得的？说是在四月中旬。请了几个医生，都认为是肝气，用平肝药几十剂竟然没有疗效。诊脉见六部脉沉数，兼有弱象。据此告诉他说：这是阴火上冲。耳为肾所主，肾气壮耳朵气机通畅；肾气虚耳朵发闷；肾气寒耳朵枯槁；肾气热耳朵闭塞。先生现在是肾热，绝对不是肝气，我乡里的小儿很多这样的，厉害的就流黄水。现在用散肝的，不是错得更厉害了吗！先生问我应该吃什么药？处以知柏地黄汤。先生似乎嫌弃这药太凉。我说：长夏气候偏热，加上胃中有湿热，用这个一定没有妨碍。一旦用药后耳朵听得见了，就不要再服用这个药。或者用麦味地黄丸，功效会慢些。先生回去开始用药。我没有太大印象，过了一年多，与先生的哥哥张立翁秀才谈到了这件事，才知道用了四剂耳朵就好了。提及往事，张立翁还一再向我致谢。

第 92 课

气郁脾馁

读《医宗必读》一书有"治病不失人情论"一条。可谓老成练达，道尽医家甘苦。

吾乡张公景夷之弟，素短于才，在湖南作贾。年余而归，益无聊赖，兼嗜洋药，一切衣物日用，仰给于兄。性近侈，私累丛集，又不恭厥兄，终日愦愦抱闷气，食不沾荤，而糖饴瓜果之类，时不离口。辛酉夏因而成疾，其兄延余诊之，六脉平和，惟左关滑，右关弱，乃气不伸而脾馁候也。因投以逍遥散。其兄以为颇效，而病者不任也，乃入城投荣医者治之。荣素迂滞，问其形症，且恐货药无钱，遂以病不可为辞焉。张归则涕零如雨，其母素溺爱，亦以为不复生矣，举家惊啼。日诟谇^①，景翁不得已，又请余治，情辞急迫，乃曰：荣某以舍弟病为不起，请决之，如真不可为，身后一切好预备也。见其景象，本不欲诊，以景翁诚恳相求。又诊之，则脉象如故。乃告其家人曰：此病此脉，万无不好之理，如别生他证，余不敢保，若单有此病，勿药可愈，如有错误，当抵偿也。荣某以庸术吓人，勿为所惑。景翁颇喜。而其弟则大拂意，奋袂而出。景翁嗟悼再三，问何以处？余曰：此虽弱冠，其心反不如聪明童子，但日给钱数十，令其游行自在，无拘无束，三两月必无虑矣。景翁如言听之，病者日日入城，颓然自放，不两月病瘥而更胖矣。景翁始信余言之不谬。即其弟亦自云悔不听余言，致多费也。余笑而鄙之。

气郁脾弱逍遥散　顺应人情证方安

　　读《医宗必读》一书有"治病不失人情论"一条。可以说老成练达，把做医生的甘苦都说透了。

　　我乡里张景夷先生的弟弟，没什么才能。去湖南经商，一年多就回来了。没有营生，还好吃洋药，一切日常所用，都依靠他哥哥供给。性格不知节俭，家中负担较多，又不尊敬兄长，整天抱怨。虽不吃大鱼大肉，水果零食却也不离口。

　　辛酉年得了病，他哥哥请我去诊治。六脉平和，只是左关

————————

① 诟谇：责骂。

《醉花窗医案》白话讲记

滑，右关弱，是气郁脾弱的脉象。处以逍遥散。他的哥哥认为很有效果，而弟弟不认同，于是到城中找一位荣医生看。荣医生有点迂腐，问过他的情况，怕卖给他药也得不到药钱，就托词说治不了。弟弟回来就哭哭啼啼，他母亲很溺爱他，也认为活不了了，全家都恐慌啼哭。每天为这事责骂，景夷先生没办法，又请我治疗，言辞上也很着急：荣医生说我弟弟的病治不了了，请您去看下，如真的不治，也好准备下身后的事情。见这种情况，我本来不想去，因景夷诚恳相求，就又去看，脉象跟前面的一样。于是告诉他的家人：这种病这种脉，绝对没大问题，如果另外又得什么病，我不敢保证。单就现在的病来说，就是不用药也可以治好，如果出现差错，我来担当。荣大夫医术差，吓唬人的，不用害怕。景夷非常高兴，而他弟弟却非常不乐意，甩袖子走了。景夷感叹再三，问怎么办？我说：他虽这么大了，心思还不如聪明的孩子，你只要每天给他几十钱，让他随便，不加管束，三两个月就没事了。景夷先生按我说的去做，病者天天到城里去闲逛，没到两个月病就好了，并且还胖了。景夷这才相信我说的没错，就连他弟弟也自己后悔，没听我的话，浪费了很多钱。我只能回以一笑，心中却还是看不起这个弟弟。

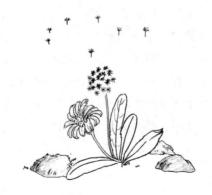

第 93 课

肝郁头痛

又有杨姓名清礼者，鞋贾也，家颇居积，性好符咒，逢人辄谈丁甲[①]，并以法水治病，时有小效，而其实胸中龌龊，块然痴物也。与其弟每同居，弟性好挥霍，然善理财，以故日用应酬诸费能源源接济无缺，兄则不能沾手。辛酉冬，其弟应武童子试赴府，礼忽大病，头痛如裂，身热如火。急请余治。灯下诊之，肝滑而数。告曰：此必有大不遂事，以致肝郁头痛，平肝痛自止。然何忽至此，暗询之乃知狃邪之费，内外交迫也。乃处以左金丸，三更后颇可。适其弟入武库，报马络绎。礼不顾严寒，单衣而出，又召外感，次日病益甚。又请余治，余不耐与此辈交，峻绝之。杨日日易医，且医者日数人，而病转甚，将近狂。其弟问余，余曰：此系心病，非药石可疗，置而不问，过年当自已也。其弟笑颔之。除夕果减，元旦后日愈矣。知者见余无不服，余言观此二病，知此等症候，虽华扁亦无可如何也。不失人情之论，不益信哉。

《醉花窗医案》白话讲记

---

① 丁甲：又名六丁六甲。是道教神名《无上九霄雷霆玉经》："六丁玉女，六甲将军。"道教认为六丁（丁卯、丁巳、丁未、丁酉、丁亥、丁丑）是阴（女）神，六甲（甲子、甲戌、甲申、甲午、甲辰、甲寅）是阳（男）神，为天帝所役使，能行风雷、制鬼神，道士可用符箓召请，从事祈禳驱鬼。今《道藏》内有《灵宝六丁秘法》《上清六甲祈祷秘法》等。

肝郁头痛药可愈　心中之病却难知

又有位杨清礼，做鞋子生意，家境还算富裕。喜好符咒，遇到人就说神鬼算命这些事情，会用法水治病，有时也会有些效果。不过这人内心龌龊，只是一个粗蠢的人。跟他弟弟在一起过的时候，他弟弟花钱挥霍，但善于理财，所以日用、应酬这些费用从没短缺过，但不准哥哥沾手管理财务。

辛酉年冬季，他弟弟到州府去参加武童子考试，杨清礼忽然得重病，头痛如裂，身热如火。急忙找我治疗。晚上给他看脉，见肝部脉滑数，告诉他：这一定是有非常不顺心的事情，导致肝郁头痛，平息肝郁，头痛就可以止住。但为何会突然这样？私下问他才知道，他去妓院欠了人家钱财，周转不灵所致。处以左金丸，三更后有所缓解。这时正好他弟弟考取了武秀才，报信的人络绎不绝，清礼没在意外面的寒冷，穿单衣出去，又受了外寒。第二天病更重了。又请我诊治，我不喜欢跟这种人交往，断然拒绝。他就天天换医生给他治，有时一天就换几个医生，但病越来越重，几乎到了发狂的地步。他弟弟来问我，我说：这是心病，不是药物可以治疗的，不用管，过年自己就好了。他弟弟笑着答应。除夕时果然病痛减轻，过了年也就慢慢好了。知道这事的人都很佩服我。

我说，通过这两例病症，知道这样的症候，就算华佗、扁鹊再世也没更好的办法。不失人情之论，果然是非常正确的。

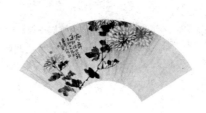

第94课

气郁停痰　喘咳不食

　　里中武庠杨乐斋之二嫂，廿余而寡，抚一子，人颇精强，一切家政，皆经其手，诸姒娌不及也。然郁郁独居，肝气时作，发则喘咳交臻，呻吟不食，如此者经年矣。延医数辈皆以瘵瘵[1]论。壬戌春，病复发。卧床月余，阖家无可措手。杨邀余视之，诊其左关滑数，右寸关俱甚。乃告之曰：此气郁停痰，并非瘵症。前必多服补药，因而增剧，万勿为虑，药不十剂，保无恐矣。乃以平胃、二陈、四七汤合进之，药入口才刻许，膈间漉漉作声，顿觉宽展，二帖后，喘咳息，而食少进。家人皆惊其神，以为全愈，遂停药。余亦忘之，未过三日病又作。又延余视，诊之，脉少衰，而滑数未改。因问服几帖？以二对。告曰：二帖路已开，病未愈，少亦须四服，但得大解胶粘秽物，则全去矣。不必易方，宜照前服之，三日后再见也。病者听之，越日晨起，暴下恶物数次，食大进，喘咳皆归乌有。更告以香砂六君子丸调摄之，尤当稳固，而其家皆淡漠，不知听之否也。倘调养不善，恐明春再作也。

气郁停痰咳不食　解郁化痰二剂知

　　家乡武庠生杨乐斋的二嫂，二十多岁守寡，抚养一个儿子。性格非常精明干练，一切家中事务，都经她手，其他姒娌都比

――――――――――
① 瘵 [zhài]：病，多指瘵病。

不了她。不过寡居抑郁，肝气病时常发作，每次发作都咳喘，痛苦呻吟，不能饮食。这样有一年多，请了几个医生，都按痨瘵论治。

壬戌年春，病复发，卧床有一个多月，娘家也没办法。杨请我去看，诊脉见左关滑数，右寸关滑象也很明显。于是告诉他：这是气郁停痰，不是痨症。前面一定用了很多补药，所以病情加重。不用发愁，不用十剂药，保证痊愈。用平胃散、二陈汤、四七汤合方，药喝下去不一会，膈间漉漉作响，顿时感觉舒展。二帖后，喘咳也止住，可以少量进食。家人都觉得这药很神奇，病已经全好了，于是停了药。我也忘记嘱咐。没过三天病又复发。又请我去，诊脉，脉象有些无力，滑数依旧。问喝了几帖药？说二帖。告诉他们：二帖药，已经把郁滞疏散些了，但病没好，至少也要再用四服。等到大便见胶黏的秽浊之物，病才全好。不用换方子，照前面的再用，三天后，我再诊。患者遵从用药，隔天晨起，突然泻下秽浊的东西多次。之后饮食明显改善，咳喘症状也都不见。又告诉他们用香砂六君子丸巩固调养。不过他家人都不当回事，也不知是否按照所说的去做。如果调养不善，怕明年春天还要复发。

第 95 课

臁疮外症

臁疮外症，极为缠绵。幼时尝见患此者，脓臭浸淫，经年溃烂。治之法亦颇多，而奏效殊非易事。

辛亥岁，家君曾患此病。洗敷百施，时发时愈。继有县之西堡村，多福寺僧，名钟灵者，祖传外科数世矣，极有把握，乃请治之。钟灵来视，则曰：此臁疮也，最畏散药、膏药。若用膏散，必致增盛。生豆腐最好，但切薄片，用暖水泡过，日日更易，不半月必愈矣。家父如言贴之，果克期而愈。

后余亦因磕伤发溃，渐致成此疮，亦用豆腐贴之，口渐敛而痛时作，又有邻人教以黄蜡化融去尽烟，加松香末少许，摊竹纸上贴之，果痛止而愈。

以不紧要之药，治最缠绵之病，功如反掌。乃药病贵相投，不在贵贱也。故志之。

臁疮外症

臁疮症特别迁延难愈。小时候经常看到这样的患者，脓液浸淫，长期溃疡。治疗的方法很多，但极不容易见效。

辛亥年，家父曾得了这个病。用外洗、外敷的各种方法，还是时好时坏。后来县城西的西堡村多福寺的一位僧人，名叫钟灵。祖传外科有几代了，对此病极有把握，于是请他治疗。钟灵来一看就说：这是臁疮，最怕散药、膏药。若用了膏、散，一定导致病情加重。用生豆腐最好，只需切成薄片，用暖水泡过，天天更换，不用半个月一定痊愈。家父按他说的贴用，果然如期而愈。

后我也因磕伤破溃，逐渐发展成这个病，也是用豆腐贴，疮口逐渐收敛，但不时疼痛，又有邻居教用黄蜡融化去尽烟，加松香末少许，摊在竹纸上贴疮口，果然疼止病愈。

用平淡寻常的药，治疗缠绵难愈的病，疗效却这么好。真的是用药的关键在与病相应，不在于贵贱。所以记录下来。

《醉花窗医案》白话讲记

第96课

少阳感冒　热入血室

　　同谱王丹文，续弦至四而仍病。始以为不礼于姑，郁症也。请阴雨苍茂才治之，用逍遥散或效或否。月余又请李笛仙茂才治之，问其癸水不至者两月矣，始疑为孕，继觉其非，以瘵治之，用十全大补汤加桂、附，初服则可，继服而热增矣。迁延之久，无计可施，专车迎余。诊之脉细数，而肺部尤兼滑象。告曰：此热入血室症也。初因少阳感冒而起，宜小柴胡汤加生地、丹皮等，以凉其血，则病当愈。阴之逍遥尚近理，李之桂、附，则直阴本虚，又加热药以熬煎之，是油沃火也。此时必喘咳并作，午后发热，头目昏晕，精神倦怠。解外感，则外感已散；清内热，则真金久为销烁，恐无效也。丹文急请一方，乃以东垣拯阴理瘵汤[①]进。告曰：服后当有效，然此病总以癸水为主，癸水至则可治，若癸水不至，虽效亦无益也。越两日，丹文来喜曰：服兄药凡两剂，病已减半，再服可乎？余曰：可再服两剂，再看可也。又两日，迎余去，诊之，数象稍变，而虚弱特甚。惟肺部火不

[①] 拯阴理瘵汤：出自《医宗必读》。牡丹皮3g，当归身（酒洗）3g，麦门冬（去心）3g，甘草（炙）1.2g，苡仁9g，白芍药（酒炒）2.1g，北五味0.9g，人参1.8g，莲子（不去皮）9g，橘红3g，生地黄（忌铜铁器，酒、姜汁炒透）6g。治肺瘵。阴虚火动，皮寒骨热，食少痰多，咳嗽气短，倦怠心烦。

退,乃易以人参救肺汤^①。三服后,丹文又迎余,问其癸水仍不至,乃辞焉。午月末,余由定回介,问之,则四月中已殁矣。

少阳邪热入血室 东垣拯阴理痨汤

同姓王丹文,娶的第四个老婆也有了病。开始以为是受了婆婆的气得了郁症。请阴雨苍秀才治疗,用逍遥散,时效时不效。一个多月后又请李笛仙秀才治疗,问得月经两个月没来,开始怀疑是怀孕,接着觉得不对,按痨病治疗,用十全大补汤加桂、附,开始用效果还可以,再用却发热加重。拖延了很长时间,没有办法,专车来请我。

诊脉见细数之象,尤其右寸肺部兼有滑象。告诉他们:这是热入血室。开始因感冒,邪入少阳引起,应该用小柴胡汤加生地、丹皮等药清热凉血,病当痊愈。阴先生用逍遥散还比较切合道理,而李先生的桂、附,因真阴本来就虚,再加上热药煎熬,就像往火上加油一样。现在一定是又咳又喘,午后发热,头晕目眩,精神倦怠。现在用解除外感的方法,外感的症状已经消除,所以不能解表;用清内热的方法,现在肺金这么长时间被火热消炼,怕也没效果。丹文让给个方子,用东垣拯阴理痨汤,并告诉他:服用应当有效,但这个病的重点在月经上,月经通畅病容易治愈,若月经不通,就算有效也是暂时的。又过两天,丹文过来高兴地说:用了您的两剂药,病好了一半,还用再喝吗?我说:继续用两剂,再去看看。又过两天,接我去再看,脉象稍有变化,虚弱明显,只有肺部的火还没退去。于是换成人参救肺汤。三服后,丹文又接我去,询问月经还是没有来,我只好推辞不再治疗。五月末,我外出回到介休,问

185

《醉花窗医案》白话讲记

---

① 人参救肺汤:《症因脉治·卷二》有清燥救肺汤。桑叶、石膏、甘草、人参、桑白皮、阿胶、麦冬、杏仁、枇杷叶、知母、地骨皮。治外感燥火伤肺。身发寒热,喘促气逆,咳嗽不止,咳痰带血,甚则引动胃气,呕吐痰涎,脉躁疾。

她的情况，说在四月中旬已经亡故了。

第 97 课

痰厥头痛

里中王云集夫妇，习天主教，精于技艺，大而土木之工，小而钟表之细，以致裁衣治膳，骑射技击之术无不通，亦无不精也。而清贫如洗，夫妇诵经奉佛，意气淡泊，乡党皆敬之。壬戌春，得脑后疼，起卧不敢转侧，动则如针刺。请王槐堂茂才治之，以为风也，散之不效，乃邀余治。诊其六脉浮滑，两寸俱出鱼际者半寸。告曰：此痰厥头痛，非外感也。甚则为刚痉，必至角弓反张，身体强直；缓则半身不遂，口眼歪斜，实大症也。止头痛，极易事，但此病须服药数十付，乃除根。不然疼虽止，将复发。王以贫辞，乃曰：但能止头痛则举动自如，余听之可也。乃示以东垣通气太阳汤①二服，痛果减，遣人告余，拟余易方，余曰：方无可易，但服至五六付，痛全止矣。王遵之，痛遂已。其妻劝其再治，其夫苦无药资，遂止。余近闻其手足迟重，饮食不思，且皮肤疼痛不自觉。噫！贫人获此大病，若跌扑而痰壅以死，犹为了当，不然恐沉绵床褥，累月经年，其罪状有不可以言语者，伤哉贫也。

---

① 通气太阳汤：《脾胃论》有通气防风汤。柴胡、升麻、黄芪各一钱，防风、羌活、陈皮、人参、甘草各五分，藁本、青皮各三分，黄柏一分，白豆蔻仁二分。都作一服，水二盏，煎至一盏，去渣，温服，食后。如面白脱色，气短者，不可服。肩背痛不可回顾者，此手太阳气郁而不行，以风药散之。脊痛项强，腰似折，项似拔，此足太阳经不通行，以羌活胜湿汤主之。

痰厥头痛尤可治　家境困苦如何医

同乡王云集夫妇，信仰天主教。精通各种技艺，大到土木工程，小到钟表。以致做衣服、烹饪、骑马、射箭没有不懂的，也没有不精通的。但家境清贫，夫妻俩读经敬奉天主，心境淡泊，乡中熟悉的人都很敬重他们。壬戌年春季，王云集得脑后痛，起卧不敢转侧，一动就痛如针刺。请王槐堂秀才治疗，认为是风，用表散的药没效。于是请我治。

诊脉见六脉浮滑，两寸都达到鱼际上半寸。我告诉他：这是痰厥头痛，不是外感。严重的可以发为刚痉，出现角弓反张，身体强直；轻的会出现半身不遂，口眼歪斜，这是很严重的病。止头痛，很容易，要根除须要服药几十剂才行。不然头痛止了，还会复发。王因家中贫困就说：只要能止头痛，行动自如，其他的也就听之任之了。于是处以东垣通气太阳汤二服，疼痛果然减轻。派人来告诉我，想让换个方子。我说：方子不用换，再用五六剂，疼痛可以完全止住。王遵照用药，头痛也就好了。他妻子劝他再进一步治疗，他自己苦于没有抓药的钱，就停止了治疗。

最近我听说他的手足活动迟缓沉重，不思饮食，且皮肤疼痛麻木。哎！穷人得了这样的大病，如果倒下痰气壅滞一下子死了还行，否则瘫痪在床，经年累月，受的痛苦真的难以用言语表述。贫困害人呀！

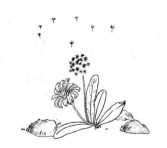

第98课

气滞停食

医人强学潮之妻，蜂目而豺身，顽物也。夫殁后，益无忌，仇媳而爱女。在家则捶楚^①其媳。其女适吾里王姓，粗悍不让其母，而其母年过六旬，往返吾里日数四，疾健如奔。壬戌春，气后食停，得心胃疼证。前尚忍之，后不可忍。延任医治之，任更愦愦，谓年老气虚，施补剂，服则痛滋甚。又请任治，任拒曰：疾不可为矣。其女家与前习天主教者为邻，知余看王病，乃请治其母，余本欲辞，而王再三怂恿。不得已，为一诊，见其右关实大而滑数，肝部亦郁。告曰：此气滞停食也，必与人争气后，遂进饮食，食为气壅，郁而作痛。其女从旁极赞余神，反诟其母，常劝尔勿食时生气，而尔不悛^②，今谁怨焉！请一方。乃以越鞠平胃散加枳实，重用香附。告曰：两服后保无虞矣。后五日遇其女于街，则曰，母病已痊愈，称谢数四。

气滞停食胃脘痛　越鞠平胃服后宁

强学潮医生的妻子，相貌凶悍，性情顽劣。丈夫死后，更加没有忌惮，仇视儿媳溺爱女儿，在家里常殴打儿媳。她的女儿嫁给了我村的王家，粗鲁凶悍的秉性不比她母亲差。她的母亲六十多岁，一天里来女儿家几次，走起路来健步如飞。壬戌

---

① 捶楚：殴打。

② 悛 [quān]：悔改。

年春季，生气后饮食停滞导致心胃疼。开始还能忍受，后来疼痛难忍，才请一位任医生治疗。任医生也是稀里糊涂，说是年纪大气虚，用了补药痛得更厉害。又去请，任医生拒绝说：这病治不了了。她女儿家跟前面提到的信仰天主教夫妇是邻居，知道我给王家看过病，就来请我去给她母亲治疗，我本来要推辞，不过王家再三怂恿我去，不得已去看看。诊脉见右关实大而滑数，左关肝部也郁滞。告诉她说：这是气滞停食，一定是人争吵生气后就吃东西，食物被气壅滞，瘀而不行引起疼痛。她的女儿在一边极度赞扬我诊断神奇，之后就埋怨她母亲，说常劝她吃饭时不能生气，她不改正，现在怨不得谁！请我处方，用越鞠平胃散加枳实，重用香附。告诉她们：两服后一定没事了。过了五天在街上遇到她女儿，说母亲的病已经痊愈，反复感谢。

第 99 课

水气下注　腿脚作肿

赵梅村先生，崞县人，工书，兼精笔札。见者辄赏之。以廪生博广文尚在需次，为榆林观察芝田先生记室，后芝翁以内艰归里，梅翁亦家居，近为定襄令同谱弟戴幼安翁司笔札。壬戌夏，定襄县试，幼翁邀余阅卷，与梅翁朝夕聚谈。一日梅翁曰：弟素颇健，近不知何故，两腿连脚作肿，午后益盛，闷滞不能屈伸。余问皮皱乎？曰然。光亮乎？曰然。小便不利乎？曰然。胸膈发闷乎？曰然。告曰：此必饮水太多，水气下注，不治则成水肿，渐而至腰，至腹，则无救矣。梅翁请一诊，余曰：不必诊脉，但疏泻其水，小便利则肿自已。至于茶水，渴而后饮，不渴时则绝之，勿过贪也。因进以五苓散加木通、牛膝、防己、瞿麦，至夜则小便五六次，觉肚腹宽舒。天明视之，肿消其半，连服三剂。则肿迹全无，步履矫健。梅翁为书对联、横幅，称神者再再。

水气下注成脚肿　疏泄其水用五苓

赵梅村先生，崞县人。擅长书法，且文章写得也非常好，见过的都非常赞赏。以县学廪生的身份取得了教师资格，但还没有得到实职，在榆林观察芝田先生那里做记室。后来芝田先生因母亲病故回了老家，梅村先生也就在家闲居。现在定襄县令戴幼安先生那里掌管书记一类事务。壬戌年，定襄县试，幼安先生请我去批阅试卷，与梅村先生朝夕相处。有一天梅村说：我平时身体很好，不知为何最近两腿肿胀，午后加重，腿部凅滞难以屈伸。问他消肿时是否皮肤有褶皱，肿盛时皮肤是否光亮？说是。问小便是否不利？说是。问胸膈发闷吗？说是。于是告诉他：这一定是饮水太多，水气下注，不及时治疗就会成水肿病，水肿发展到腰部，再到腹部就很难治疗了。梅村请我为他诊下脉，我说：不必诊脉，只要疏泄水气，小便通利，水肿就可以消除了。至于茶水，渴的时候喝一些，不渴的时候一定不能再喝。处方用五苓散加木通、牛膝、防己、瞿麦，到夜里小便了五六次，觉肚腹宽敞舒服。天亮再看，水肿消除一半。连续用了三剂，水肿全消，步履矫健。梅村先生因此写了副对联、横幅，反复称赞治疗的神奇。

第100课

脾胃积滞　误用桂附

定襄西厅程裕堂，都中人，春初到任，而定缺苦甚，岁入不足二百金，而定俗尤鄙陋不堪，一切起居日用多不遂意。又以老母在京，迎养则不给，不迎又不可，忧思抑郁，手生一疔，延本处牛医治之，牛屡施针灸，半月而后愈。然程素有积滞，兼日来忧郁，遂胸膈胀满，饮食不思，精神馁惰，面目瘦削，牛以为病后大虚，用桂、附补之，二服而满益甚。知余在县署，急衣冠来拜，幼安问其病，即指余告之曰，润翁医道如神，山陕诸相好，无不服者，宜请治之。余诊其脉，六部沉数，右关坚欲搏指。笑曰：君腹中如塞井而下之石，积滞无隙，宜乎饮食之减少也。此有余之症，急下之，则舒畅。误认为虚，则相悖矣。程曰：精神馁困，肌肉消瘦，非虚而何？余曰：俗医但知书上病，不知身上病，焉有是处。精神不足者，气血不流通之故；肌肉消瘦，饮食不生发之故也。盖脾胃为容受转输之官，积则无所容受，滞则不能转输，胃气一停，百脉皆败，无怪其然也。程请一方，以对金饮合保和汤合进之。两服而胸腹作声。洞下秽物数次，顷刻间，饥不可忍，神气亦清。晚笼灯而来，伏地作叩曰：此方真灵丹妙药，前尚未深信，今乃知俗医之多误也。余曰：人腹中如常平仓，最须年年出陈易新方好，但旧积既去，胃气尚弱，新物入口，停滞尤易，须节俭也。程首颔之。即折柬相邀，余怜其苦力辞之。越日余束装归里，程乃饬差送数里外。

时雨后多泥，凡难行处，即转轮负毂，余遣之去，则曰：家主
之命不敢违。过十里而后返。

实证似虚误用补　审证求本病始除

定襄县衙西厅的程裕堂，是京城人。初春到这里就任，实
职不好找，每年的薪金不到二百，且定襄的风俗不好，起居日
用很多都不遂意。又因老母亲在京中，接过来赡养不了，不接
过来又不行，因此忧思抑郁，手上长了一个疔疮。请本地的牛
医生治疗，用针灸治疗多次，半个月后痊愈。但平时有积滞的
毛病，加上每天忧郁，导致胸膈胀满，不思饮食，精神不振，
面目消瘦。牛医生认为是病后体虚，用桂、附类补药，二服胀
满加重。知道我在县衙，急忙过来拜访，幼安问他有什么事，
他就指着我说：王先生医道神奇，在山西、陕西中认识的人都
敬佩，想请他给我治病。我诊他的脉，六部沉数，右关坚欲搏指。
我笑着说：先生的肚子就像闭塞的水井里填满了石头，堆积得
没一点缝隙，难怪饮食减少。这是实证，应赶快把积滞去除才
能舒畅。误认为虚证就错了。程说：精神困乏，肌肉消瘦不是
虚是什么呢？我说：平庸的医生只知道书本上的病，不知人身
上的病，怎么会有正确的认识。精神不足是气血不流通的缘故；
肌肉消瘦是饮食精微不能输布的缘故。大体来说脾胃是受纳水
谷、输布精微的器官，积滞到容不下水谷，精华不能输布。胃
气不能运转，百脉都受影响，难怪会这样。程请我出一个方子，
用对金饮和保和汤合方。用药两服胸腹部有声响，泻下多次秽
浊的东西，转眼就饿得不可忍受，神气也清爽了很多。晚上打
着灯笼来，伏地叩首说：这个方子真是灵丹妙药，用前还不怎
么相信，现在知道庸医错得有多厉害。我说：人的腹部就像仓库，
一定要不时用新的替代旧的才好，现在旧的沉积才去除，胃气
还虚弱，新的东西入口，还容易停滞，需要注意。程点头称是。

之后反复来信邀请我到他那里做客，我因他财力微薄推辞了。隔了几天我收拾行囊回家，程派人送我到数里之外，当时雨后泥泞，行走困难的地方，车轮都转不动，我打发他手下人回去，他们回答说：主人的命令不敢违抗。一直过了十多里才返回。

第 101 课

热病误治

余舅母王氏，守节三十年，苦而益笃，经纪家政，今已抱孙。体素弱而不甚服药。壬戌夏，忽得热症，烦躁不安，浑身如火。初请其族婿董某治之。董固寡术，以为风也，用小柴胡汤发之。次日，则热几如狂，时而昏不识人。表弟以农忙无暇顾，遣人告余，急往视之。则全家惊惧。诊之则两手沉数无他象，惟舌苔焦黑，语近謇涩，而心甚清。因告曰：此热病也。董以温治，故错。此时必膈间胀闷，咽干口渴，大便秘，小便黄赤。幸血分尚清，无斑疹等类，形症虽危，尚易治也。因问思凉水否？曰思甚。乃命取新汲水两碗满饮之，顷刻间觉头目俱清，进以三黄解毒煎①合犀角地黄汤。两服而热退。又以归芍地黄汤连进而清其血。五日后又视之，则病全清，惟思食过甚。乃告表弟曰：此时胃气初升，食难化之物，最易反复，宜节之，虽得罪，亦断不可任其多食也。

---

① 三黄解毒煎：即三黄解毒汤，出自《医学实在易》。黄柏二钱，黄芩二钱，黄连二钱，栀子二钱，甘草一钱。水煎服。治大热谵语，发斑发黄，吐衄下血。

《醉花窗医案》白话讲记

三焦壮火焰焰赤　三黄犀角地黄汤

我的舅母王氏，守寡三十年，家境虽然清苦，但是持家理事从不懈怠，现今已经抱了孙子。平时体质虚弱，也不怎么用药。壬戌年夏季，忽然得了热证，烦躁不安，浑身如火烧。开始请她家族中的一位姓董的女婿给治疗。姓董的医术不太好，认为是风，用小柴胡汤发散。第二天，热得几乎发狂，时而神昏不识人。表弟因农忙抽不出时间，派人来告诉我，我急忙去看。全家都很害怕。诊脉见两手沉数，没有其他兼夹，只是舌苔焦黑，说话不清晰，心里却很明白。于是告诉他们说：这是热病。董医生用温性药治疗，所以出错。这时候一定是胸膈部位胀闷，咽干口渴，大便秘结，小便黄赤。幸亏血分还没受邪，没斑、疹之类的问题，病症虽然危险，还容易治疗。问是否想凉水喝？说非常想。于是让他们取两碗新打来的水给她喝，顿时觉得头目清爽，接着用三黄解毒煎合犀角地黄汤。两服热退。又用归芍地黄汤连续服用清血中余热。五天后再去看，病全好了，只是一直想吃东西。嘱咐表弟说：这是胃气刚刚恢复，吃了不易消化的东西，最容易反复，应该节制，就是她不高兴，也绝对不能让她吃太多。

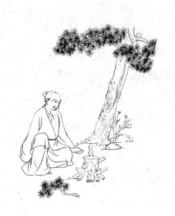

第102课

长夏热病

杨清礼之女，年六七岁亦得热症，请江湖士常治之，常以为温，用荆防败毒汤①不效。又请朱医治之，朱素作贾，粗知药性，又以为风，用通圣散而热仍不退。杨不得已，邀余治之，见其脉象沉数，身热如火，告曰：此与余舅母同病，并非风，亦非温，但清其血，热自止。若用荆防等发之，要知春冬腠理为风寒所闭，故用散药解之。此时皮肤皆开，长夏酷热，散之不益耗其气乎？杨曰：医者意在发汗。余曰：无汗，汗之可也。有汗，何容发也。杨又谓：医以为此汗是热天之汗，非应出之汗也，故发之。乃晓之曰：汗无非人身津液，容有二乎。此时之汗从令爱身上流出，难道以药发出之汗，从他人身上出乎！必以为此时之汗为非汗，以药发出之汗为真汗，必使用麻黄、柴、葛，使汗出不已，真气耗竭而后已。医道不通至此，几何不误人性命耶。杨语塞。请一方，乃仍用三黄解毒汤。杨痴物，久不见，未知应效否，余不愿问之，然亦难保也。

195

———————

① 荆防败毒汤：出自《摄生众妙方·卷八》。羌活、独活、柴胡、前胡、枳壳、茯苓、防风、荆芥、桔梗、川芎各一钱五分，甘草五分。上药用水 300ml，煎至 240ml，温服。功用：疏风解表，败毒消肿。主治：风寒感冒初起，恶寒发热，头疼身痛，苔白，脉浮者；疮肿初起，见表寒证者。

《醉花窗医案》白话讲记

热证本应三黄剂　误用发散伤真元

　　杨清礼的女儿，六七岁，也得了热证，请江湖医生常某治疗。常认为是温病，用荆防败毒散无效。又请朱姓医生治疗，朱先生平时是做买卖的，粗略知道些药性，认为是风，用防风通圣散，热还是不退。杨不得已，请我去治。查脉象沉数，身热如火。告诉他们：这个病跟我舅母的一样，不是风，也不是温病，只要清除血分中的邪气，热自然会退。若用荆防败毒散之类的发散，一定要知道在春冬季节中，人体腠理被风寒邪气郁闭，才用发散解表，现在是长夏酷热季节，皮肤孔窍都开张，再用发散不是更加耗伤人体阳气？杨说：医生的意思是要通过发汗的办法去热。我说：没有汗可以用发汗的办法，有汗的怎么可以再发汗？杨又说：医生认为没用药的汗是天热引起的发汗，不是病邪解除的汗，所以还用发汗的办法。我继续跟他解释：汗液，无非就是人身中的精微的津液，怎么会出现两种？现在的汗是从您女儿身上流出来的，难道用药发的汗就是从别人身上发出来的？一定是以为，自行出来的汗不是真正的汗，只有用药发出的才是真正的汗，用药一定也是用麻黄、柴胡、葛根一类，让汗出不止，直到真气耗伤殆尽才停手。对医道的理解肤浅到如此地步，没有不误人性命的！杨无话可说，请求给个方子。于是处以三黄解毒汤。杨性格愚钝固执，很久也没再见他，也不知道是否用药有效，我也不愿意去问他，是否治愈不好说。

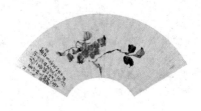

第103课

阴亏血热

同谱张月翁之三弟，血燥食重①，亦得热病兼喉痛。请张宝玉视之，张吓曰：此红痧蛤蟆瘟也，病甚险，治亦恐不效。其母惊而不安。月翁邀余治。余曰无碍，非痧，非瘟。不过阴亏血热四字耳，二药可愈。月翁疾索方，因以六味地黄汤加芩连进之。次日往见月翁，则其三弟已笑迎于门矣。问其病，则曰：药后酣睡至三更后，则心体俱清，此时惟浑身稍软。余戒之曰：病初退，尚未痊愈，须节饮食，省奔走方可。不然，再发则无救矣。尚知信从，数日后，入学而读矣。

阴虚血热主六味 兼加芩连功效彰

同谱张月翁的三弟，血燥食重，也得了热病兼有咽喉疼痛。请张宝玉给看，张恐吓他们说：这是红痧蛤蟆瘟，病症凶险，治疗怕也难以取效。他母亲非常害怕。月翁请我诊治。我说：不要紧，不是痧证，也不是瘟疫，不过是阴亏血热而已，两剂药就好了。月翁急忙索要方子，处以六味地黄汤加芩、连。第二天去拜访月翁，他的三弟已经笑着在门前迎候。问他的病，回答说：喝了药酣睡到三更后，醒来后身心都清爽，现在只是浑身稍觉无力。我告诫他：病刚好，还没完全痊愈，一定要节

《醉花窗医案》白话讲记

---

① 血燥食重：食重指装载粮食等的辎重车，盖指素体血燥，食欲旺盛。

制饮食，少奔波劳累才行，不然，再发就没办法救治了。他还是很遵从我的告诫，几天后，正常上学读书了。

第 104 课

蓄水喘嗽

月潭之女，年甫周岁，忽喘嗽交作，浑身发热。月潭以为寻常感冒，忽之，越日益甚。适余视其弟病，亦请一视，见其面发赤，身发热，喉中声如锯，臆断曰痰也。必乳母令睡时吃乳，兼膈间有火，故食为火壅而生痰，但得白玉饼两三枚则可矣。月潭令服之。热稍退而腹作胀，喘嗽仍旧。又请余视，以为已愈，细视之，两目昏闭，精神若无，喉间亦如故。月潭曰：看此形恐不救，余曰：何至此，乃视指纹，则红丝出风关，兼按其膈，则胸中作声瀌瀌然。顿悟曰：前以为痰，乃水也，必小便不利，眼胞虚肿，兼咳而作呕，乳母曰：是。遂开五苓甘露饮①，令当茶饮之。次日，月潭邀同进城，问之，则小便十余次，腹减而精神作矣。因劝以再进一煎，两日如初。

小儿蓄水成喘嗽　散邪五苓甘露饮

月潭的女儿，年纪刚到周岁，忽然患喘咳交作、浑身发热的病症。月潭以为是寻常感冒，没有注重，隔天病得更重。正逢我

① 五苓甘露饮：《医学启源》有桂苓甘露饮。白茯苓（去皮）一两，白术一两，猪苓一两，甘草（炙）一两，泽泻一两，寒水石（别研）一两，桂（去粗皮）半两，滑石（别研）二两。上为末。流湿润燥，宣通气液，解暑毒，兼利小水。主饮水不消，呕吐泻利，水肿腹胀，泄泻不能止者。

给他弟弟看病，顺便请我给看看。见孩子面红身热，咽喉中如拉锯样声响，凭经验诊断为痰。认为一定是乳母让孩子在睡觉的时候吃奶水，加上膈间有火，吃进去的东西被火壅阻化为痰，只要用白玉饼两三枚就可以治愈。月潭让孩子把这药吃了，热稍退，但腹部胀满，喘嗽症状依旧。又请我去看，以为已经要好了，等仔细查看，发现孩子两眼昏闭，精神不振，喉间的声响还是和原来一样。月潭说：看这种情况是否治不了了。我说：怎么会这样？看孩子的指纹，红丝出风关，按她胸膈部位，有辘辘的声响，忽然醒悟，前面认为是痰，实际是水饮。一定还有小便不利，眼胞虚肿，兼有咳嗽、恶心症状。乳母说是。于是开五苓甘露饮，让她当喝茶一样喝。第二天，月潭邀请我一同进城，问孩子如何，说小便十多次，腹部的胀满减轻，精神振作。劝他再让孩子喝一剂。两天后病愈。

第 105 课

大虚腹满　梅核作喘

　　邻人杨本檀之岳母，贫不能自存，衣食悉仰给其婿，而杨亦失业家居，日用颇窘，面目相觑，日抱忧郁，以爱女故，遂增咳喘，肚腹胀满，饮食不思。杨不忍坐视，邀余治之。至则面目黄瘦，气息仅属。告余曰：不食数日，喉中如有物塞者，咽之不下，唾之不出，他人以为时气，请一决之。诊之则六脉沉弱，两尺如丝。告曰：此大虚证也，须大剂峻补之方可，且药必得数十付，再能节思忍气，可保万全。若喉中之物，即所谓梅核气，并非时气，药不三服可去之。杨曰：但使喉中通利，饮食能进，其余缓缓保养。至精神大虚，用药调补，弟近况实艰，药资无从出也。余曰：亦是，乃开四七汤加桔皮、香附以疏之，药入口至夜觉喉中之物如坠于腹者，呼吸通利，药两进则思食，而精神作矣。杨疾告余曰：家岳病似全愈。余曰：不然，四七汤只能疏通道路，与其本病毫无干涉。盖病日久，故觉爽快，若再迟数日，恐饮食仍不进也。且脉象甚不佳，不如听之，徒费银钱无益也。杨然之。

贫困忧郁成虚劳　良剂亦难起沉疴

邻居杨本檀的岳母，贫困不能自给，衣食日用都仰望女婿供给，而杨本身失业在家，日用也很窘破，与他们夫妻每天面面相觑，计无所出，本已心情忧郁。再加上杨本檀的岳母怜惜女儿受苦，逐渐得了咳喘病，肚腹胀满，不思饮食。杨不忍坐视不理，请我去治疗。到了她那里，只见她面目黄瘦，气息微弱。告诉我说：几天没吃东西，喉部犹如有东西堵塞，咽不下去，吐不出来。别人认为是感受了时行邪气，请您来做个判断。脉诊见六部沉弱，两尺部如丝。告诉他们：这是严重的虚证，需要用大剂量的补剂才行，并且得连续用几十剂，还要调整好情绪，才能病愈。至于喉中的问题是梅核气，不是感受时气，有三服药就能好。杨说：只要让咽喉中通畅，可以吃东西就可以，其他的慢慢保养。至于精神的虚衰，用药调补的事情，我近况实在艰难，买药钱也不知哪里来。我说：也是。开四七汤加橘皮、香附疏理，药喝下去到晚上喉中的阻塞就像坠到肚子中去一样不见了，呼吸也顺畅。吃了两次药开始想东西吃，精神振作。杨急忙告诉我：岳母的病好似全好了。我说：不是，四七汤只能疏通道路，跟她的虚证没关系，大概是病的时间长，暂时觉得爽快。再过上几天，大概又要吃不下东西了，并且脉象也不好。到时候不如听之任之，浪费钱财也怕没什么帮助。杨同意我的看法。

第 106 课

气郁胁痛

里中张士美之妻，以夫不自立，常抱抑郁，而性颇桀骜，一切衣食稍不遂意，辄负气相争。壬戌夏，其次子以食积胃热致喉肿，请邻人张宝玉治之，张不学无术，以针刺其喉，用新白布擦之。越日，益水汁不下，三日而殁。士美之妻因丧子而增病，乃胸膈作痛，饮食不思，终日昏睡，头目眩晕，适余至其家，请一视之。诊其六部沉郁，肝脏尤甚，乃告之曰：此气郁也，数药可愈。但须戒忿怒，不然虽愈将复发也。处以香砂四七汤，三服而痊。

气郁胁痛左关郁　香砂四七三服愈

家乡张士美的妻子，因丈夫自立能力差，情志常抑郁，而她自己性格偏激，衣食方面稍有不遂意就生气争吵。壬戌年夏季，她二儿子因食积胃热导致咽喉肿，请邻居张宝玉治疗。张不学无术，用针刺孩子的喉部，用新白布擦患处。隔一天，孩子更是水都喝不下，三天就死了。士美的妻子因孩子没了而生病，胸膈作痛，不思饮食，整天昏睡，头晕目眩。正赶上我去他家，让我看看。脉见六部沉郁，左关肝部尤其明显。于是告诉他们这是气郁证，吃几次药就可以好。但须戒除生气发怒，否则好了还会复发。用香砂四七汤，三服病愈。

《醉花窗医案》白话讲记

第 107 课

气郁痰壅

同谱弟张月潭之姊，所适非人，贪而好气，以故时增烦闷，久而生痰，又久而积食，因之精神萎顿，饮食不思，膈满肚胀，自以为痨。一日同入城，月潭邀余诊之，则脉象沉伏，按之至骨而后见。告曰：此气郁痰也。胃气为痰气所壅，则清阳不升，浊阴不降，而头晕目眩，项粗口干，腹满便秘，诸症交作矣。病者称是。乃进以胃苓承气汤，二服后，下秽物十数次。又往视之，病者再三称快。命再一服，即继以香砂六君丸，不及半斤，当健壮倍于昔日矣。

气郁痰结膈腹胀　胃苓承气泻瘀浊

同谱弟张月潭的姐姐，嫁错了人，丈夫贪婪且好斗气。因此她出现了烦闷的毛病，日子一长，气郁生痰，加上长期的食积，导致精神萎顿，不思饮食，膈满肚胀。自己认为得了痨病。

有一天我与月潭一起进城，他邀请我去给他姐姐看看。诊脉见脉象沉伏，按到骨头上才能查见脉象。告诉他：这是气郁痰证。胃气被痰气壅滞，则清阳不升，浊阴不降，出现头晕目眩，项粗口干，腹满便秘等各种症状交替出现。病人称是，于是处以胃苓承气汤，二服后，泻下秽浊的东西数次。又去看时，病人反复说畅快。让她再吃一服，接着用香砂六君丸不到半斤，应当比平时还要健壮了。

第108课

暴怒伤肝　热入血室

同谱弟李晓圃，以茂才得广文，后随其堂兄裕州牧理幕事。裕州多得其力，后其堂兄以捻匪滋扰罢任，晓圃随后任守城出力，保举五品衔。辛酉回介，与余往来甚契。一日余至其家，适其侄在坐，似有所求。晓圃代白曰：舍侄因侄孙妇病甚危，已阅十数医矣。愈治愈甚。而此时尚不知何病，拟请大兄一视，果不可为，好备一切。余以至好随入视之，见病者蒙衾侧卧，形如露骨鸡，而面唇甲爪俱白无色。即曰：此血脱象也，得毋产后乎。其母在旁曰：自四月小产后至今不起数月矣。因私计曰：此血大虚之症，用圣愈汤当有效。细视其头面，血络带紫色而棱起，又疑其血分有热，诊之，则六部沉数，左关肝坚欲搏指。乃顿悟曰：此暴怒伤肝，热入血室之候。其人必性情素暴，此病因忿怒而生，此时必两胁胀痛，目赤耳鸣。且土受木克，脾经大虚，脾虚则肺亦伤，当时而咳嗽，时而泄泻，时而发热，时而心惊，虽非痨瘵，相离不远。赶紧施治尚有转机，若再迟延，恐无及也。病者就枕点首，妪婢亦以为然。出而告晓圃，大家皆称快，因以加味逍遥散合左金丸并处之。告曰：虽不全愈，亦当有效，四服后再视也，越五日，遇晓圃于酒市，问之，则病人不愿服药，缘家务不齐，晓圃亦只听之而已。

《醉花窗医案》白话讲记

暴怒伤肝热入血　施与逍遥左金丸

同谱弟李晓圃，以秀才出身做了县学教师，后来跟随他做裕州知州的堂兄管理幕府事务，裕州政事他出力很多。后他的堂兄因捻匪作乱辞职，晓圃随后跟随继任的裕州知州守卫城池，防御捻军，被保举五品官衔。辛酉年回介休，与我交往很合得来。一天我到他家，正赶上他的侄子在座，好似有什么事情相求，晓圃代替他说：我侄子的儿媳病重，找了几十个医生，越治越重，并且到现在还不知道到底是什么病。想请先生去看下，真的不可救治，也好准备后事。因与晓圃是至交，就随他去看，见病人蒙着被子侧卧在床，形体消瘦，面部、口唇、指甲都色白无血色。当即就说：这是血脱证，难道是产后得的病？她的母亲在一边说：从四月小产后到现在病得不能起床有几个月了。我暗自想，这样的血大虚证，用圣愈汤应该有效。再仔细观察她的头面，血络中带有紫色并且棱起，又怀疑她的血分有热。诊脉见六部沉数，左关肝部坚欲搏指。于是一下子明白，对他们说：这是暴怒伤肝，热入血室的症候。这个人一定平时性情暴躁，这病也是因愤怒得的，这时一定两胁胀痛，眼睛发红，耳朵鸣响。且土受木的克制，脾经也虚得厉害，脾虚则肺也受影响，会出现有时咳嗽，有时泄泻，有时发热，有时心惊的症状，现在虽然不是痨瘵，但相离也不远了。赶紧治疗还有转机，再有拖延，怕就来不及了。病人头枕着枕头不住点头，下人们也赞同。出来告诉晓圃，大家都称快。故用逍遥散合左金丸。告诉他们：用这个方子，虽不能痊愈，也一定有效，四服后再看看。过了五天，在酒市遇到晓圃，问他这件事，他说病人因家境困难，不愿意再用药，晓圃也只能听之任之。

第109课

食积胸满

间壁郝源林之继室,虽再醮而抚子孙如己出,内外无间言,里党咸重之。秋初忽得不食症,精神馁败,胸膈满闷。且年过五旬,素多辛苦,以子廷楷来求余治,视之,则气乏面枯。问头疼发热否?曰否。诊之,右关独大,余俱平平,知为食积。告曰:病极易治,药须三服必全愈。病者摆手曰:余素不能吃药,吃药则吐。余笑曰:既不服药,此病又非针可除,难道医者只眼一看而病去也?请易以丸何如?病者有难色。其子曰:请一试之,万一丸药亦吐,则听之矣。病者应允,乃令服保和丸不一两当愈。其子为入城买保和丸,劝服之才三四钱许,则膈间作声,晚则洞下数次,越日而起,精神作,且思食也。后遇其子于途,称神者再再。

气败神馁疑重证　保和轻剂起沉疴

隔壁郝源林的续室,虽然是后母,但对待子孙都像自己亲生一样,家里家外没有说不好的,乡邻也都敬重她。初秋时忽然得了不食症,精神萎靡,胸膈满闷。并且年过五十,平时劳作辛苦。让儿子廷楷来请我。到了后,只见她气乏面枯。问是否头痛发热?说没有。诊脉见右关独大,其他部脉都基本正常。知道是食积,告诉她说:病容易治疗,只要吃三服药一定全好。病者摆手说:我平时不吃药,一吃药就吐。我笑着说:既然不能

《醉花窗医案》白话讲记

服药，这病又不是针刺可以去除的，难道让医生用眼睛看看病就好了？我换成丸药怎么样？病人面露难色。她的儿子说：试试吧，万一连丸药也吐，就只能听之任之了。患者答应后，让她吃保和丸，用不到一两应该可以好。她的儿子到城里买来保和丸，劝她服用了三四钱的样子，胸膈间出现响声，晚上泻下多次，隔日可以起身，精神也振作，并且也想东西吃了。后来在路上遇到，她还反复地称赞我的治疗很神奇。

第 110 课

小儿肝疳

里中段克宽之孙，得疳疾不起数日矣。遇野医视之曰：此瘰也，割之可愈，乃割其耳根并割其手之虎口，而病不去。又数日，则两眼羞涩难间，头大颈细，腹有青筋，时时张口作睡态，无法可施，段乃抱而问余。余视其形状，告曰：野医以为瘰良是，但俗之所谓瘰，即古之所谓疳也。病有十余种，五脏六腑皆有此病。令孙所患，乃肝疳也。始而发呕，继而胁胀。肝火上冲于目，故流泪羞明，渐而起云翳。不三月，两目瞽矣。目瞽而病蚀其肝，命亦随之而去，此时尚可挽回，若再迟月余，则无救矣。段以仵作积财，家颇裕，而狠鄙特甚。又告曰：此病性命相关，若重财轻命，小效而中止，不如勿治也。段力表其不能，乃先施退翳散①，并逍遥散清其肝，服而后来，则翳已清，精神亦好，又处以化痞消疳汤服之。数日遇于途，谢曰：孙病已全愈，天太热不能多服药。余曰：固知尔之吝也，此时病虽去而元气未复，脾部尚虚，不力培之，将复作也，如不愿服药，宜买芦荟消疳丸②过半斤而后可。否则再病，勿求余也。段笑而颔之。不知能听之否？乃知龌龊之流，不足与论病，并不足论事也。

疳证顽疾尤可治　重财轻命病难痊

　　家乡段克宽的孙子，得了疳病，已经几天不能起床。遇到一位游医给看说是痞，用割的办法可以治好，于是割耳根及手的虎口部位，但病没见减轻。又过几天，两眼干涩怕光，难以睁开，头大颈细，腹部青筋，时而哈欠要睡的样子。没办法，段才抱着孩子来问我。我看这种情况，告诉他说：游医诊断为痞，是对的，不过我们通常说的"痞"就是古时候的"疳"。疳病分十多种，五脏六腑都有疳证。令孙现在得的是肝疳。开始的时候恶心、呕吐，接着胁肋胀满，肝火上冲于目，就出现流泪羞明，逐渐还会起云翳，用不了三个月，两眼就会失明，眼睛看不到病会进一步侵蚀肝，性命也会被夺去。现在还可以挽回，再拖延一个多月，就没办法治了。段因是仵作，赚了很多钱，家里还算宽裕，但他性格吝啬。于是又告诉他：这病性命攸关，如重财轻命，刚有小的疗效就停止治疗，还不如不治。段极力

---

　　①退翳散：出自《秘传眼科龙木论》。石决明一两，大黄一两，细辛一两，黄芩一两，车前子一两，防风二两，芍药一两半。上为末。每服一钱，以水一盏，煎至五分，食后去滓温服。治玉翳浮满外障。因毒风上冲入脑，积热在于肝膈之间，致令眼内有翳如玉色相似，遮满瞳仁。

　　②芦荟消疳丸：出自《外科正宗》。芦荟、银柴胡、胡黄连、川黄连、牛蒡子、玄参、桔梗、山栀、石膏、薄荷、羚羊角各1.5g，甘草、升麻各0.9g。上药用水400ml，淡竹叶10片，煎至210ml，食后服。功用：清热除疳。主治：小儿走马牙疳，身热气粗，牙龈腐烂，气味作臭，以及穿腮破唇者。

《醉花窗医案》白话讲记

表示他不会那样。先用退翳散，并用逍遥散清肝。用完药再看，则眼上的翳膜已经清除，精神也好很多，又用化痞消疳汤。几天后路上遇到段，他感谢说：孙子的病全好了，天太热，不能吃太多的药。我说：就知道你吝啬，这个时候，病虽去，元气还没恢复，脾部还虚弱，不注意培养，病将会复发，如不愿意服药，应该买芦荟消疳丸，要用到半斤以上才行。否则再复发，不要找我。段笑着点头称是，也不知能否听从。通过这事，才知道，对于那些品行不足的人，不要说跟他们讲病的道理，就是为人做事的道理跟他们也讲不通。

第111课

食为气滞　中脘不通

裕州牧莲舫兄之夫人，号杏云，灵石漪泉翁女也。工书画，善音律，一切博奕棋酒，无所不通。适李时，莲舫尚诸生，劝之读书，不数年得乡举，后以誊录议叙牧裕州。杏云随之往，日行事件，多经其手。而莲舫多萎靡，且好狎邪游，并娶二妓。以防捻不力失官，后虽开复，而空坐省城，益不自释，日与夫人反目。辛酉秋，夫人不得已回介，家道式微，翁姑俱老，诸事赖之保全。余曾一次，即为余画桃花春燕扇幅，至足感也。壬戌夏，忽遣人邀余，问之，则杏云病矣。急随之往，则衣饰楚楚，诊其脉，则六部沉伏。余曰：此郁滞也，宜逍遥散。夫人亦知医，点头称是。二服而全。又隔月，余赴捕厅之饮，先见晓圃，晓圃曰：兄来正好，五嫂又病矣，何不一视。入而问之，杏云曰：以为感冒，但觉憎寒发热，肢体沉困，用柴胡四物汤^①，一服而腹作痛，昨夕犹缓，朝来无止时矣。时疫气流行，恐其为疫，故请大哥一视。诊之则余脉俱平，惟右关颇实而滞。告曰：此非外感，亦非瘟疫，仍是食为气滞，故中脘不通。不惟增痛，且多胀也。况胸间作闷，时时作嗳气，以藿香正气散疏之则无病矣。杏是之，称不谬。乃处一方。越二日，遇晓圃于酒市，问之，则日二服全愈，家五嫂命致谢焉。

气滞食郁胸腹胀　藿香正气建奇功

裕州知州莲舫兄的夫人，号杏云，是灵石漪泉翁的女儿。擅长书画、音律，以及一切博弈棋酒，无所不通。嫁给李时，莲舫还是诸生，她就劝导李读书。没几年中乡举，后主政裕州，杏云跟着他，日常事务都经她手处理。莲舫志趣不高，好嫖妓，娶了两位妓女做妾。因防捻军不利丢失了官职，后来虽然复职，也是在省中做闲职，自己心情更加郁闷，跟夫人也越来越不合。辛酉年秋，夫人不得已回到介休，家道式微，公婆也都很大年纪，各种事务全都依仗她来处理。曾有一次，她为我画过桃花春燕的扇幅，很感激她。壬戌夏季，忽然派人请我，问过知道是杏云病了。急忙赶过去，见她衣饰楚楚，诊脉见六部沉伏。我说：这是郁滞，应该用逍遥散。夫人也懂得医理，点头称是。用了两服病就好了。又隔了一个月，我到捕厅参加酒宴，遇到晓圃，晓圃说：兄长来得正好，我嫂子又病了，直接给看看吧。进去后询问怎么回事？杏云说：以为是感冒，就是觉得恶寒发热，肢体沉困，用柴胡四物汤，一服后出现肚子痛，昨晚还不算厉害，

---

① 柴胡四物汤：出自《素问病机气宜保命集》。川芎、熟地黄、当归、芍药各一两半，柴胡八钱，人参、黄芩、甘草、半夏曲各三钱。上为粗末，煎服。功用：和解少阳，补气养血。主治：妇人虚劳日久，血虚阴亏，微有寒热，经行感冒，热入血室，经枯发热，妊娠吐衄。

209

《醉花窗医案》白话讲记

早晨起来疼痛持续不缓解。当时疫气流行，怕感染疫气，所以请大哥给看看。诊脉见其他各部都正常，只有右关脉明显实而滞。告诉她：这不是外感，也不是瘟疫，仍然是饮食被气郁滞住了，所以中脘不通，不但疼痛，还多兼有胀满。况且胸间也发闷，不时的嗳气，用藿香正气散疏疏就可以了。杏云称是，赞同我的看法。过了两天，在酒市遇到晓圃，问他这事，说一天用了两服，已经好了，我五嫂还让我感谢您。

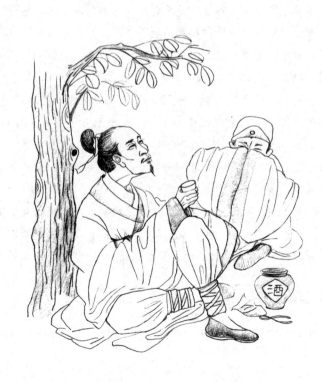